中医护理

适宜技术操作规程及评分标准

洪　青　谢双智
孙忠敏　王春英　主编

象山县中医医院医疗健康集团
宁波市中医护理质控中心象山分中心

ZHEJIANG UNIVERSITY PRESS
浙江大学出版社

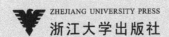

图书在版编目（CIP）数据

中医护理适宜技术操作规程及评分标准 / 洪青等主编. — 杭州 : 浙江大学出版社, 2021.6（2025.1重印）
ISBN 978-7-308-21307-3

Ⅰ. ①中… Ⅱ. ①洪… Ⅲ. ①中医学－护理学－技术操作规程 Ⅳ. ①R248-65

中国版本图书馆CIP数据核字(2021)第079685号

中医护理适宜技术操作规程及评分标准

洪　青　谢双智　孙忠敏　王春英　主编

责任编辑　殷晓彤
责任校对　金佩雯
封面设计　沈玉莲
出版发行　浙江大学出版社
（杭州市天目山路148号　邮政编码　310007）
（网址：http：//www.zjupress.com）
排　　版　杭州林智广告有限公司
印　　刷　广东虎彩云印刷有限公司绍兴分公司
开　　本　880mm×1230mm　1/32
印　　张　8.125
字　　数　200千
版 印 次　2021年6月第1版　2025年1月第6次印刷
书　　号　ISBN 978-7-308-21307-3
定　　价　42.00元

浙江大学出版社市场运营中心联系方式：0571-88925591；http：//zjdxcbs.tmall.com

编 委 会

主　编：洪　青　谢双智　孙忠敏　王春英

副主编：卢　佳　谢　静　陈叶莲　吴蓓蓓

编　委：邵　莉　陈秀雅　施巧群　林　洁
潘敏丹　徐　娜　徐玲红　张慧慧

前　言

中医护理技术是中医护理工作的重要组成部分，也是中医辨证施治的重要手段，在疾病预防、治疗和康复中具有独特的作用。《中华人民共和国中医药法》《中医药发展战略规划纲要（2013—2030）》中明确指出了坚持中西医并重，推动中医护理发展，落实国家中医药管理局制定的中医护理常规及技术规范。

《中医护理适宜技术操作规程及评分标准》一书的内容是，在国家标准的基础上，收集临床中医护理大量资料，经编者认真整理、总结，在临床中进一步实施和论证，再编写、审核后完成的。修订后的《中医护理适宜技术操作规程及评分标准》共7章，35项技术。每项技术的具体内容包括概念、作用、适应证、禁忌证、操作要点、操作流程及评分标准等，具有科学性、专业性、先进性、简明性和实用性，有利于临床应用及教学培训与考核，为确保中医护理操作技术质量安全提供了保证。

本书编写人员皆为拥有丰富实践经验且了解本学科领域新进展的临床护理专业人员。鉴于中医医学学科技术的发展，本书肯定存在不足之处，恳请广大读者提供宝贵意见，予以指正。

编者

2021年4月22日

目录

第一章

拔罐疗法

拔罐疗法，在我国历史悠久，源远流长，古称“角法”。最早的文字记载见于我国现存最早的医书《五十二病方》，曰：“……以小角角之……吹而张角，系以小绳，剖以刀……”在原始社会时期，最早的拔罐疗法，就是人们利用牲畜的角（如牛角、羊角等）磨成有孔的筒状，刺激痈疽后，以角吸出脓血，达到吸毒排脓的目的。公元281—361年，晋代葛洪《肘后备急方》中，也有制成罐装的兽角拔脓血治疗疮疡的记载。唐代，有用“竹罐”治疗疾病的记载。宋代，《苏沈良方》记载了用火筒法治疗久咳，表明宋代拔罐疗法的适应证已扩大到内科疾病。清代，拔罐疗法在各方面均有了进一步发展。在《医宗金鉴·外科心法要诀》《理瀹骈文》《本草纲目拾遗》等书中均对拔罐疗法做了详细介绍。新中国成立后，拔罐疗法一直在不断改进与提高。在罐具种类方面，已由古代的兽角、竹罐、陶罐发展为金属罐、玻璃罐、塑料罐、橡胶罐，乃至磁疗罐、红外线罐、激光罐等；在罐型方面，已由少数几个型号发展到小至1厘米，大到全身罐；在排气方法方面，已由燃火排气、水煮排气，发展到抽气筒排气、挤压排气及电动抽气等；在操作方式方面，以由单纯的拔罐，发展至走罐、闪罐、按摩拔罐，由单一拔罐法发展到与其他疗法配合应用；在临床应用方面，也由单纯地吸脓排血，发展为治疗包括内、外、妇、儿、骨伤、皮肤、五官等科的上百种疾病，成为临床治疗中常用的一种方法。

第一节 普通拔罐

概 念

拔罐疗法就是以罐为工具，利用燃烧、抽气、蒸汽等方法排除罐内空气，形成负压，使罐迅速吸附在腧穴或局部体表部位上，使局部皮肤形成瘀血、瘀斑，从而达到疏通经络、活血化瘀、消肿止痛、祛湿散寒、吸毒排脓目的的一种防病治病的中医外治法。

作 用

1.扶正祛邪，调节脏腑阴阳平衡。

2.疏经通络，祛风除湿。

3.消肿止痛，吸毒排脓。

4.反应病候，协助诊断。

适应证

拔罐疗法的适应证范围十分广泛。

1.呼吸系统疾病：感冒、咳嗽、肺痈、哮喘等。

2.消化系统疾病：胃脘痛、呕吐、反胃、呃逆、痞满、泄泻、便秘等。

3.泌尿、生殖系统疾病：痿证、淋证、癃闭、遗尿、遗精、阳痿、男性不育等。

4.循环系统疾病：高血压、心悸、心脏供血不足等。

5.运动系统疾病：落枕、颈椎病、腰椎间盘突出症、腰肌劳损、急性腰扭伤、肩关节周围炎、类风湿性骨关节炎等。

6.神经系统疾病：肋间神经痛、坐骨神经痛、面神经痉挛、神经性头痛等。

7.妇科疾病：月经不调、闭经、痛经、产后便秘等。

8.儿科疾病：小儿发热、厌食、百日咳等。

9.皮肤科疾病：带状疱疹、湿疹、疮疡等。

10.五官科疾病：目赤肿痛、咽喉肿痛、牙痛、下颌关节紊乱症等。

禁忌证

1.高热不退、抽搐、痉挛发作时。

2.凝血功能差、有出血倾向或出血史等。

3.活动性肺结核、肺炎、皮肤严重过敏等传染病。

4.心尖区、体表大动脉搏动、静脉曲张、恶性皮肤肿瘤、全身性皮肤病、皮肤破损溃烂及外伤骨折等处。

5.严重心脏病、呼吸衰竭、极度衰弱、消瘦等。

6.妊娠期妇女的腹部及腰骶部、女性经期、二阴前后等。

7.醉酒、精神分裂症、高度神经质、过饥及过饱等。

操作要点

（一）评　估

1.病室环境及温湿度。

2.当前临床表现及主要症状、既往史、凝血功能、患者体质。

3.患者的二便情况，女性是否处于妊娠期或月经期。

4.拔罐部位的皮肤情况。

5.对疼痛的耐受程度及接受程度。

6.用火安全，罐体无裂痕、罐口光滑。

（二）物品准备

治疗盘、罐数个（包括玻璃罐、陶罐、竹罐、抽气罐等）、止血钳、95%酒精棉球、打火机、广口瓶、清洁纱布或自备毛巾，必要时备屏风、毛毯。

（三）告　知

1.告知拔罐的作用、目的及操作方法，考虑个体差异，留罐时间一般为5～10分钟。儿童酌减。

2.由于负压吸引的作用，局部皮肤会出现与罐口大小相当的紫红色瘀点、瘀斑，属于正常现象，数日后可自然消失。

3.治疗过程中如有不适，患者应及时告知。局部皮肤可能出现水疱或烫伤现象。小水疱可自行吸收；若出现大水疱则医师会给予妥善处理。

4.拔罐后应较平时多饮温开水，注意保暖，夏季拔罐部位忌风扇或空调直吹，操作结束后6小时内不宜洗澡。

（四）操作步骤（以玻璃罐为例）

1.核对医嘱，根据拔罐部位选择火罐的大小及数量，检查罐口周围是否光滑，罐体有无缺损裂痕。

2.备齐用物，携至床旁。做好解释，取得患者配合。

3.协助患者取合理、舒适体位。

4.充分暴露拔罐部位，注意保护隐私及保暖。

5.具体操作以闪火法为例：操作者一手持火罐，另一手持夹有95%酒精棉球的止血钳，点燃后，深入罐内中下端，迅速绕1～2周后抽出（排尽罐内空气形成负压），将罐体迅速吸附在选定部位上，待火罐吸附稳定后方可进行下一步操作，防止火罐脱落，造成损伤。

6.拔罐过程中随时观察罐体吸附情况和皮肤颜色，询问有无不适感。

7.起罐时，左手轻按罐具，向左倾斜，右手食指或拇指按住罐口右侧皮肤，使罐口与皮肤之间形成空隙，空气进入罐内，顺势将罐取下。切忌硬行上提或旋转提拔。

8.操作完毕，协助患者整理衣着，安置舒适体位，整理床单元。

9. 做好记录并签名，清理、消毒用物。

（五）护理及注意事项

1.拔罐时注意保暖，要选取合适体位和肌肉丰满的部位，体位不当、骨骼凹凸不平及毛发较多的部位均不宜拔罐。

2.凝血功能障碍、高热抽搐、呼吸衰竭、严重心脏病、严重消瘦、孕妇的腹部和腰骶部、皮肤严重过敏、溃疡、水肿、精神病、醉酒等均不宜拔罐。

3.拔罐时，要根据所拔部位的面积选择大小适宜的罐；根据部位不同，酌情调节吸附力度。同时，必须检查罐口周围是否光滑，罐体有无裂痕。

4.拔罐时的操作动作要熟练、迅速、轻巧，做到稳、准、轻、快。

5.拔罐过程中防止发生烫伤或灼伤皮肤。注意酒精棉球大小适中，湿度适中，注意不能将酒精棉球放于罐口边缘。拔罐过程中患者的体位应相对固定不移。

6.拔罐和留罐中要随时观察患者的反应，如有不适感，应立即起罐；不适感严重者可嘱其平卧，保暖并饮温热水或糖水，必要时针刺人中、内关、合谷等穴。

7.起罐时动作要轻缓，不能强拉强拽，以免损伤皮肤。起罐后，局部皮肤会出现与罐口大小相当的紫红色瘀斑，为正常表现，数日即可消除。如出现小水疱，不必处理，可自行吸收；如水疱较大，消毒局部皮肤后，用无菌注射器吸出液体，覆盖消毒敷料。

8.拔罐的间隔时间应根据瘀斑的消失情况和患者的病情、体质而定，在罐斑未消退之前不能在原处进行拔罐。

（六）常见问题

1. 晕　罐

（1）原因：①体质虚弱、疲乏或大病初愈、精神过度紧张；②患者饥饿或饱餐后立即进行；③病室温湿度不适宜，空气不流通。

（2）临床表现：患者面色苍白、冒冷汗，头晕目眩、心慌、恶心欲吐、四肢发冷、无力、神昏仆倒等。

（3）预防及处理：①心理预防：对所有进行拔罐的患者均要做好详细的解释工作，消除心理顾虑；空腹或饱腹均不宜进行拔罐。②病室温湿度适宜，保持空气新鲜；③晕罐时立即停止拔罐，协助患者取平卧位，立即通知医生，配合处理，注意为患者保暖。轻者适当饮用温开水；重则立即点掐人中、内关、合谷等穴，还可配合艾灸、耳穴压豆等中医适宜技术。

2. 烫　伤

（1）原因：①操作者治疗时间过长或操作不当；②酒精棉球

脱落或太湿，不慎滴到患者身上；③点燃的棉球燃烧罐口。

（2）临床表现：①一度：轻度红、肿、热、痛，感觉过敏，无水疱，干燥。②浅二度（真皮浅层）：剧痛，感觉过敏，水疱形成，壁薄，基底潮红，明显水肿。③深二度（真皮深层）：可有或无水疱，撕去表皮见基底较湿，苍白，有红色出血点，水肿明显，痛觉迟钝。

（3）预防及处理：①心理预防：做好详细的解释工作，消除心理顾虑。②根据烫伤的程度不同给予相应的处理，必要时请外科会诊协助诊治。一度烫伤：需暴露创面，保持创面干燥，直至症状消失。浅二度烫伤：需暴露创面，保持创面干燥，以生理盐水清洁创面，如小水疱不必处理，可自行吸收；如水疱较大，用无菌注射器抽吸水疱内的液体，必要时用无菌纱布覆盖，预防感染。深二度烫伤：需暴露创面，保持创面干燥，直至创面表面形成薄痂。③烫伤期间，烫伤局部禁止一切治疗，直至患处彻底痊愈。

操作流程

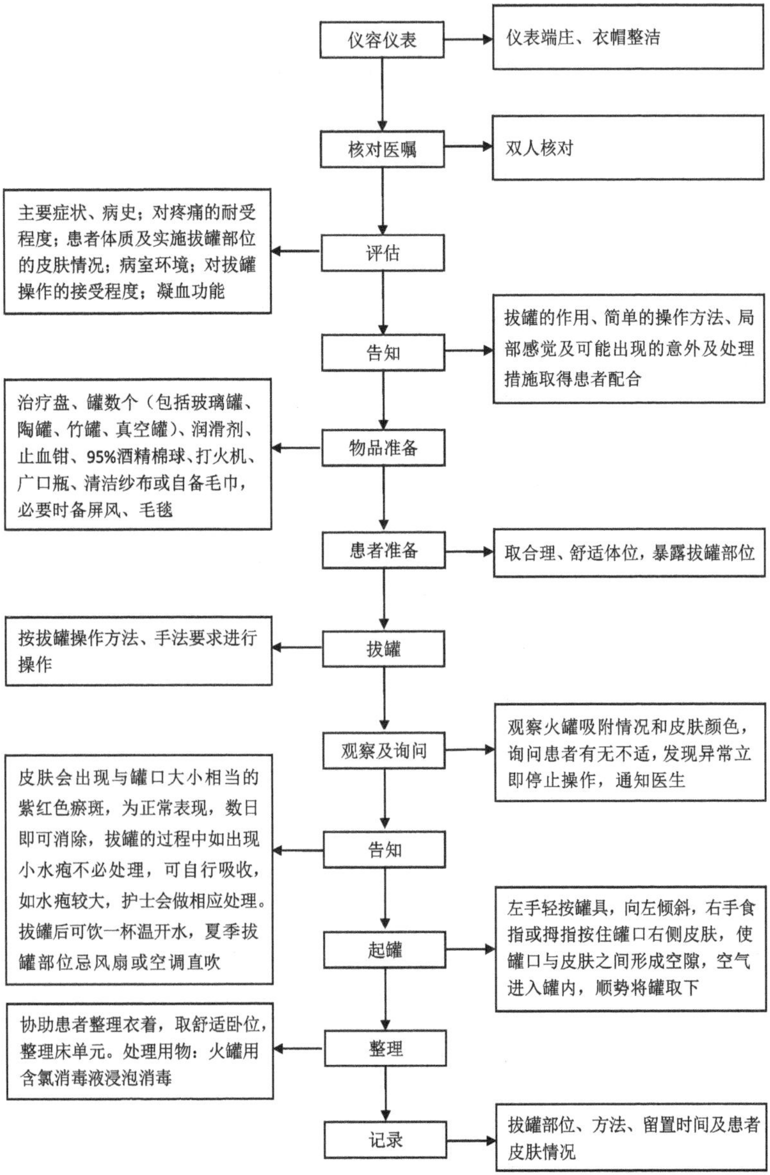
仪容仪表
仪表端庄、衣帽整洁
核对医嘱
双人核对
评估
主要症状、病史；对疼痛的耐受程度；患者体质及实施拔罐部位的皮肤情况；病室环境；对拔罐操作的接受程度；凝血功能
告知
拔罐的作用、简单的操作方法、局部感觉及可能出现的意外及处理措施取得患者配合
物品准备
治疗盘、罐数个（包括玻璃罐、陶罐、竹罐、真空罐）、润滑剂、止血钳、95%酒精棉球、打火机、广口瓶、清洁纱布或自备毛巾，必要时备屏风、毛毯
患者准备
取合理、舒适体位，暴露拔罐部位
拔罐
按拔罐操作方法、手法要求进行操作
观察及询问
观察火罐吸附情况和皮肤颜色，询问患者有无不适，发现异常立即停止操作，通知医生
告知
皮肤会出现与罐口大小相当的紫红色瘀斑，为正常表现，数日即可消除，拔罐的过程中如出现小水疱不必处理，可自行吸收，如水疱较大，护士会做相应处理。拔罐后可饮一杯温开水，夏季拔罐部位忌风扇或空调直吹
起罐
左手轻按罐具，向左倾斜，右手食指或拇指按住罐口右侧皮肤，使罐口与皮肤之间形成空隙，空气进入罐内，顺势将罐取下
整理
协助患者整理衣着，取舒适卧位，整理床单元。处理用物：火罐用含氯消毒液浸泡消毒
记录
拔罐部位、方法、留置时间及患者皮肤情况

操作考核评分标准

项目		分值	技术操作要求	评分等级				评分说明
				A	B	C	D	
仪表		2	仪表端庄、洗手、戴口罩，携带表	2	1	0	0	一项未完成扣1分
核对		2	核对医嘱	2	1	0	0	未核对扣2分；内容不全面扣1分
评估		6	临床症状、既往史、凝血功能、是否处于妊娠期或月经期	4	3	2	1	一项未完成扣1分
			拔罐部位皮肤情况、对疼痛的耐受程度	2	1	0	0	一项未完成扣1分
告知		4	解释作用、简单的操作方法、局部感受，取得患者配合	4	3	2	1	一项未完成扣1分
用物准备		7	洗手，戴口罩	2	1	0	0	未洗手扣1分；未戴口罩扣1分
			备齐并检查用物	5	4	3	2	少备一项扣1分；未检查一项扣1分，最高扣5分
环境与患者准备		7	病室整洁、保护隐私、注意保暖、避免对流风	3	2	1	0	一项未完成扣1分，最高扣3分
			协助患者取舒适体位，充分暴露拔罐部位	4	3	2	1	未进行体位摆放扣2分；体位不舒适扣1分；未充分暴露拔罐部位扣1分
操作过程	拔罐	38	核对医嘱	2	1	0	0	未核对扣2分；内容不全面扣1分
			用止血钳夹住干湿度适宜的酒精棉球，点燃，勿烧罐口，稳、准、快速将罐吸附于相应的部位上	10	8	6	4	酒精棉球过湿扣2分；部位不准确扣2分；吸附不牢扣2分；动作生硬扣2分；烧罐口扣2分
			灭火动作规范	6	4	2	0	灭火不完全扣4分；未放入相应灭火容器扣2分

续　表

项目		分值	技术操作要求	评分等级				评分说明
				A	B	C	D	
操作过程	拔罐	38	询问患者感受：舒适度、疼痛情况	2	1	0	0	未询问患者感受扣2分；内容不全面扣1分
			观察皮肤：红紫程度，是否有水疱、破溃	6	2	0	0	未观察皮肤扣2分/项
			告知相关注意事项	4	2	0	0	未告知扣4分；告知不全扣2分
			协助患者取舒适体位，整理床单元	4	2	0	0	未安置体位扣2分；未整理床单元扣2分
			洗手，再次核对，记录时间	4	3	2	1	未洗手扣1分；未核对扣1分；未记录时间扣2分
	起罐	12	手法：一手扶罐具，一手手指按住罐口皮肤	4	2	0	0	手法不正确扣4分；手法不熟练扣2分
			观察并清洁皮肤，有水疱或破溃及时处理	4	3	2	1	未观察扣1分；未清洁皮肤1分；有水疱或破溃未处理扣2分
			协助患者取舒适体位，整理床单元	4	2	0	0	未安置体位扣2分；未整理床单元扣2分
操作后处置		6	用物按《医疗机构消毒技术规范》处理	2	1	0	0	处置方法不正确扣1分/项，最高扣2分
			洗手	2	0	0	0	未洗手扣2分
			记录	2	1	0	0	未记录扣2分；记录不完全扣1分
评价		6	流程合理、技术熟练、局部皮肤无损伤、询问患者感受	6	4	2	0	一项不合格扣2分，最高扣6分；出现烫伤扣6分
理论提问		10	拔罐的注意事项	5	3	0	0	回答不全面扣2分/题；未答出扣5分/题
			拔罐的作用及适应证	5	3	0	0	
得　分								

注：评分等级可根据各医院医护人员的分层标准进行评定；评分考核前先确定等级范围，主考专家在等级评分范围内打分；评分说明内容的扣分项是针对A等级范围，B、C、D等级评分标准扣分项按A等级扣分项目酌情扣分，最多扣完该等级该项目的最高分。

第二节　走　罐

概　念

走罐疗法，亦称推罐疗法，是集温灸、拔罐、刮痧、按摩和药物疗法的功效于一体的“良性刺激性整体疗法”，是将（单纯）拔罐“吸力”延伸为动态“滑动摩擦力”的一种操作方法。即在拔罐之前，先在所拔部位的皮肤或罐口上，涂上适量的精油、刮痧油等润滑油作为介质，将单罐的负压吸力作用于人体体表皮层，根据走罐的速度、频率、密度（面积），以及循经的方向，选择罐体的大小、作用力点，以皮肤出现紫红色瘀斑瘀点为度，从而达到调节人体脏腑、经络、气血的功效。

作　用

1.疏通腠理，调节脏腑阴阳平衡。

2.温通经络，振奋阳气。

3.调整气血，提高人体免疫力。

适应证

走罐疗法的适应病种十分广泛，尤其对急性热病或深部组织气血瘀滞之疼痛、外感风寒、神经痛、风湿痹痛、腰椎间盘突出症、腰腿痛、颈椎病、过敏性疾病等疗效显著。

禁忌证

同“普通拔罐”。

操作要点

（一）评　估

同“普通拔罐”。

（二）物品准备

治疗盘、罐具（以透明玻璃罐为佳）、润滑剂或按摩油、止血钳、95%酒精棉球、打火机、广口瓶、清洁纱布或自备毛巾，必要时备屏风、毛毯。

（三）告　知

1.告知走罐的作用、目的、操作方法及局部的感觉。

2.走罐部位出现紫红色痧点或瘀斑为正常现象，数日后可自行消失。

3.治疗过程中如有不适，患者应及时告知。

4.走罐结束后最好饮用一杯温开水，不宜即刻食用生冷食物，注意保暖，夏季走罐部位忌风扇或空调直吹。

（四）操作步骤（以玻璃罐为例）

1.核对医嘱，评估患者。遵照医嘱确定走罐部位。

2.备齐用物，选择大小合适的罐并检查罐口周围是否光滑，罐体有无缺损裂痕。携至床旁。做好解释，取得患者配合。

3.协助患者取合理、舒适体位。

4.充分暴露走罐部位，注意保护隐私及保暖。

5.取穴定位，常规清洁消毒后在施治部位的皮肤上或罐口处涂上一层润滑剂。

6.以闪火法将罐体吸附于选定部位上，术者视情况一手按住罐体旁皮肤，另一手握住罐具，或两手握住罐具，稍倾斜罐体，按照确定的路线、方向、面积做前后推拉，或环形旋转运动。直至皮肤红润、充血甚至淤血。

7.走罐过程中，随时询问患者的感受。

8.操作完毕，清洁局部皮肤，协助患者整理衣着，安置舒适体位，整理床单元。

9.做好记录并签名，清理、消毒用物。

（五）护理及注意事项

1.熟练掌握走罐的要点，根据患者的病情症状、选择的部位不同，选择的火罐型号（小号、中号、大号）、力度（轻吸、重吸）、走罐的频率（缓走、快走）及走罐的时间不同。

2.应用于面积较大、肌肉丰厚之部位。

3.宜选用口径较大的罐子，罐口要求圆、厚、平滑。

4.走罐前，在罐口或皮肤上涂上凡士林之类润滑油，便于推动，减少疼痛，避免损伤皮肤。

5.推罐时，宜动作缓慢，用力均匀，要求罐口有一定倾斜度。即后半边着力，前半边略提起，这样上、下、前、后、左、右地移动，就会产生较大的阻力。

6.走罐时注意观察局部皮肤，询问患者感受，患者感觉疼痛明显时，应适当减少吸力或减慢速度。

（六）常见问题

同“普通拔罐”。

操作流程

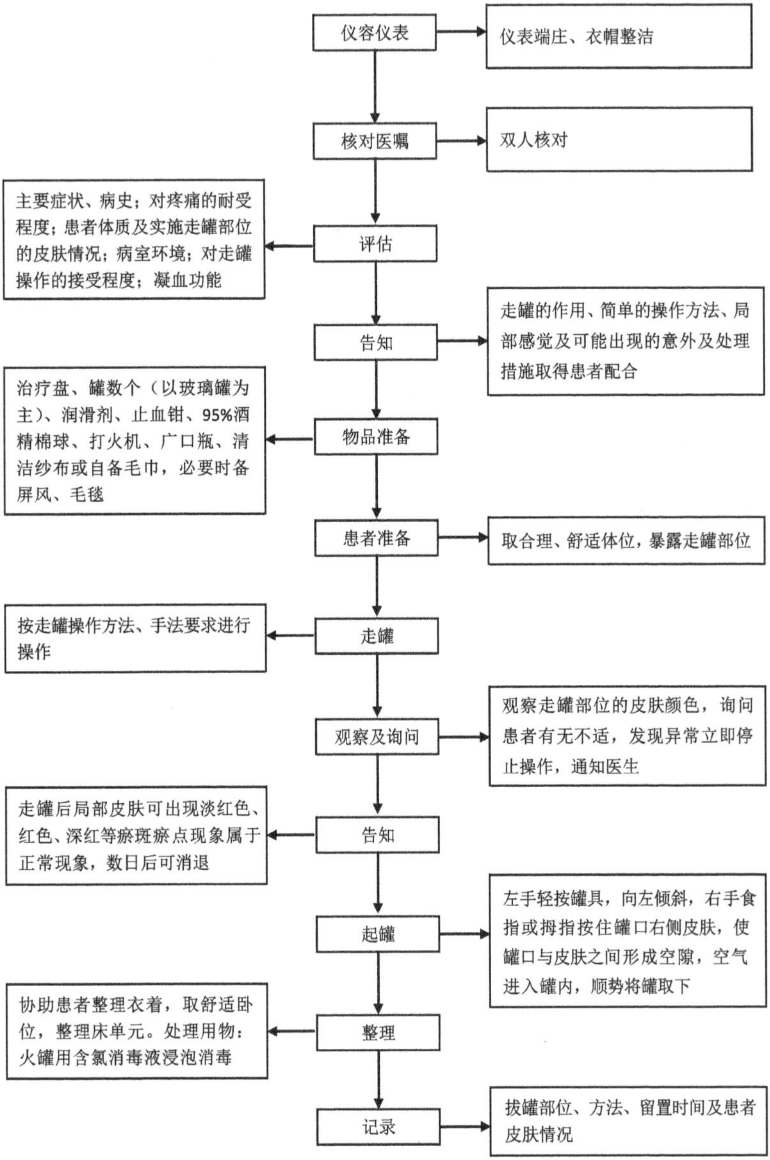
仪容仪表
仪表端庄、衣帽整洁
核对医嘱
双人核对
评估
主要症状、病史；对疼痛的耐受程度；患者体质及实施走罐部位的皮肤情况；病室环境；对走罐操作的接受程度；凝血功能
告知
走罐的作用、简单的操作方法、局部感觉及可能出现的意外及处理措施取得患者配合
物品准备
治疗盘、罐数个（以玻璃罐为主）、润滑剂、止血钳、95%酒精棉球、打火机、广口瓶、清洁纱布或自备毛巾，必要时备屏风、毛毯
患者准备
取合理、舒适体位，暴露走罐部位
走罐
按走罐操作方法、手法要求进行操作
观察及询问
观察走罐部位的皮肤颜色，询问患者有无不适，发现异常立即停止操作，通知医生
告知
走罐后局部皮肤可出现淡红色、红色、深红等瘀斑瘀点现象属于正常现象，数日后可消退
起罐
左手轻按罐具，向左倾斜，右手食指或拇指按住罐口右侧皮肤，使罐口与皮肤之间形成空隙，空气进入罐内，顺势将罐取下
整理
协助患者整理衣着，取舒适卧位，整理床单元。处理用物：火罐用含氯消毒液浸泡消毒
记录
拔罐部位、方法、留置时间及患者皮肤情况

操作考核评分标准

项目	分值	技术操作要求	评分等级				评分说明
			A	B	C	D	
仪表	2	仪表端庄、洗手、戴口罩，携带表	2	1	0	0	一项未完成扣1分
核对	2	核对医嘱	2	1	0	0	未核对扣2分；内容不全面扣1分
评估	6	临床症状、既往史、凝血功能、是否处于妊娠期或月经期	4	3	2	1	一项未完成扣1分
		拔罐部位皮肤情况、对疼痛的耐受程度	2	1	0	0	一项未完成扣1分
告知	4	解释作用、简单的操作方法、局部感受，取得患者配合	4	3	2	1	一项未完成扣1分
用物准备	7	洗手，戴口罩	2	1	0	0	未洗手扣1分；未戴口罩扣1分
		备齐并检查用物	5	4	3	2	少备一项扣1分；未检查一项扣1分，最高扣5分
环境与患者准备	7	病室整洁、保护隐私、注意保暖、避免对流风	3	2	1	0	一项未完成扣1分，最高扣3分
		协助患者取舒适体位，充分暴露走罐部位	4	3	2	1	未进行体位摆放扣2分；体位不舒适扣1分；未充分暴露拔罐部位扣1分
操作过程 拔罐	38	核对医嘱	2	1	0	0	未核对扣2分；内容不全面扣1分
		用止血钳夹住干湿度适宜的酒精棉球，点燃，勿烧罐口，稳、准、快速将罐吸附于相应的部位上	10	8	6	4	酒精棉球过湿扣2分；部位不准确扣2分；吸附不牢扣2分；动作生硬扣2分；烧罐口扣2分
		灭火动作规范	6	4	2	0	灭火不完全扣4分；未放入相应灭火容器扣2分

续　表

项目		分值	技术操作要求	评分等级				评分说明
				A	B	C	D	
操作过程	拔罐	38	询问患者感受：舒适度、疼痛情况	2	1	0	0	未询问患者感受扣 2 分；内容不全面扣 1 分
			观察皮肤：红紫程度、破溃情况	6	2	0	0	未观察皮肤扣 2 分 / 项
			告知相关注意事项	4	2	0	0	未告知扣 4 分；告知不全扣 2 分
			协助患者取舒适体位，整理床单元	4	2	0	0	未安置体位扣 2 分；未整理床单元扣 2 分
			洗手，再次核对，记录时间	4	3	2	1	未洗手扣 1 分；未核对扣 1 分；未记录时间扣 2 分
	起罐	12	手法：一手扶罐具，一手手指按住罐口皮肤	4	2	0	0	手法不正确扣 4 分；手法不熟练扣 2 分
			观察并清洁皮肤，有水疱或破溃及时处理	4	3	2	1	未观察扣 1 分；未清洁皮肤 1 分；有水疱或破溃未处理扣 2 分
			协助患者取舒适体位，整理床单元	4	2	0	0	未安置体位扣 2 分；未整理床单元扣 2 分
操作后处置		6	用物按《医疗机构消毒技术规范》处理	2	1	0	0	处置方法不正确扣 1 分 / 项，最高扣 2 分
			洗手	2	0	0	0	未洗手扣 2 分
			记录	2	1	0	0	未记录扣 2 分；记录不完全扣 1 分
评价		6	流程合理、技术熟练、局部皮肤无损伤、询问患者感受	6	4	2	0	一项不合格扣 2 分，最高扣 6 分；出现烫伤扣 6 分
理论提问		10	走罐的禁忌证	5	3	0	0	回答不全面扣 2 分 / 题；未答出扣 5 分 / 题
			走罐的作用及适应证	5	3	0	0	
得　分								

第三节　水　罐

概　念

水罐疗法，也称药物罐疗法，是拔罐法与中药疗法相结合的一种治疗方法，因此又称中药拔罐疗法。是以竹罐或木罐为工具，将之浸泡于药液进行煎煮，利用高热排除罐内空气，形成罐内负压，使竹罐吸附于实施部位，既可起到拔罐时的温热刺激和机械刺激作用，又可发挥中药的药理作用，是中医拔罐疗法中的特色疗法之一。

作　用

行气活血，温通经络，祛风除湿，化瘀止痛。

适应证

1.外感表证：感冒、咳嗽、头痛等。

2.气虚血瘀证：肩周炎、颈项腰背痛、面瘫、耳鸣、失眠等。

3.寒湿内阻证：胃脘痛、月经不调、痛经、类风湿关节炎等。

禁忌证

同“普通拔罐”。

操作要点

（一）评　估

同“普通拔罐”。

（二）物品准备

治疗盘、竹罐数个、镊子、清洁纱布或自备毛巾，必要时备屏风、毛毯。

（三）告　知

同“普通拔罐”。

（四）操作步骤

1.核对医嘱，根据拔罐部位选择竹罐的大小及数量，检查罐口周围是否光滑，罐体有无缺损裂痕。

2.备齐用物，携至床旁。做好解释，取得患者配合。

3.协助患者取合理、舒适体位。

4.充分暴露拔罐部位，注意保护隐私及保暖。

5.操作者用镊子将罐倒置夹起，迅速用干毛巾捂住罐口片刻，吸去罐内的水液，利用高热排除罐内空气，形成罐内负压，将罐迅速吸附于选定部位上，待竹罐吸附稳定后方可进行下一步操作，目的是防止竹罐脱落而影响治疗效果。

6.拔罐过程中随时观察罐体吸附情况和周边皮肤颜色，询问患者有无不适感。

7.起罐时，一手轻按罐具，向左倾斜，另一手食指或拇指按住罐口右侧皮肤，使罐口与皮肤之间形成空隙，空气进入罐内，顺势将罐取下。不可硬行上提或旋转提拔。

8.操作完毕，协助患者整理衣着，安置舒适体位，整理床单元。

9.做好记录并签名，清理、消毒用物。

（五）护理及注意事项

同“普通拔罐”。

（六）常见问题

1.药物过敏

（1）原因：患者为易敏体质；中药存在一定的刺激性等。

（2）临床表现：皮肤瘙痒、荨麻疹、皮丘疹，甚至局部肿胀、呼吸困难、胃肠道不适、全身无力等全身症状。

（3）预防及处理：①仔细询问患者的过敏史；②随时询问患者的自觉症状，观察患者局部皮肤情况，如有皮肤瘙痒、荨麻疹等不适，应立即停止治疗，报告医生给予相应的处理。

2.其　他

同“普通拔罐”。

操作流程

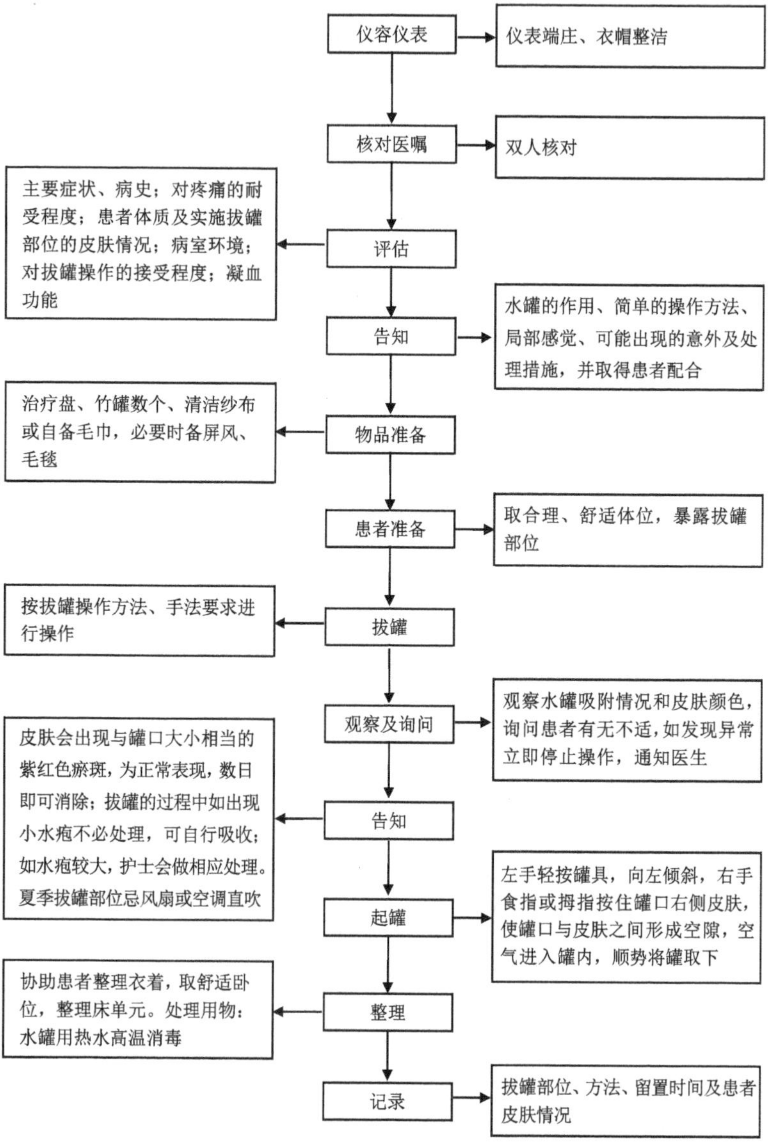
仪容仪表
仪表端庄、衣帽整洁
核对医嘱
双人核对
评估
主要症状、病史；对疼痛的耐受程度；患者体质及实施拔罐部位的皮肤情况；病室环境；对拔罐操作的接受程度；凝血功能
告知
水罐的作用、简单的操作方法、局部感觉、可能出现的意外及处理措施，并取得患者配合
物品准备
治疗盘、竹罐数个、清洁纱布或自备毛巾，必要时备屏风、毛毯
患者准备
取合理、舒适体位，暴露拔罐部位
拔罐
按拔罐操作方法、手法要求进行操作
观察及询问
观察水罐吸附情况和皮肤颜色，询问患者有无不适，如发现异常立即停止操作，通知医生
告知
皮肤会出现与罐口大小相当的紫红色瘀斑，为正常表现，数日即可消除；拔罐的过程中如出现小水疱不必处理，可自行吸收；如水疱较大，护士会做相应处理。夏季拔罐部位忌风扇或空调直吹
起罐
左手轻按罐具，向左倾斜，右手食指或拇指按住罐口右侧皮肤，使罐口与皮肤之间形成空隙，空气进入罐内，顺势将罐取下
整理
协助患者整理衣着，取舒适卧位，整理床单元。处理用物：水罐用热水高温消毒
记录
拔罐部位、方法、留置时间及患者皮肤情况

操作考核评分标准

项目		分值	技术操作要求	评分等级				评分说明
				A	B	C	D	
仪表		2	仪表端庄、洗手、戴口罩，携带表	2	1	0	0	一项未完成扣1分
核对		2	核对医嘱	2	1	0	0	未核对扣2分；内容不全面扣1分
评估		6	临床症状、既往史、凝血功能、是否处于妊娠期或月经期	4	3	2	1	一项未完成扣1分
			拔罐部位皮肤情况、对疼痛的耐受程度	2	1	0	0	一项未完成扣1分
告知		4	解释作用、简单的操作方法、局部感受，取得患者配合	4	3	2	1	一项未完成扣1分
用物准备		7	洗手，戴口罩	2	1	0	0	未洗手扣1分；未戴口罩扣1分
			备齐并检查用物	5	4	3	2	少备一项扣1分；未检查一项扣1分，最高扣5分
环境与患者准备		7	病室整洁、保护隐私、注意保暖、避免对流风	3	2	1	0	一项未完成扣1分，最高扣3分
			协助患者取舒适体位，充分暴露水罐部位	4	3	2	1	未进行体位摆放扣2分；体位不舒适扣1分；未充分暴露拔罐部位扣1分
操作过程	拔罐	38	核对医嘱	2	1	0	0	未核对扣2分；内容不全面扣1分
			用镊子将罐倒置夹起，迅速用干毛巾捂住罐口片刻，吸去罐内的水液，将罐迅速吸附于选定部位上	10	8	6	4	罐体过湿扣2分；部位不准确扣2分；吸附不牢扣2分；动作生硬扣2分；罐体过冷扣2分
			动作规范	6	4	2	0	罐体过烫扣4分；

续 表

项目		分值	技术操作要求	评分等级 A	B	C	D	评分说明
操作过程	拔罐	38	询问患者感受：舒适度、疼痛情况	2	1	0	0	未询问患者感受扣2分；内容不全面扣1分
			观察皮肤：红紫程度、破溃情况	6	2	0	0	未观察皮肤扣2分/项
			告知相关注意事项	4	2	0	0	未告知扣4分；告知不全扣2分
			协助患者取舒适体位，整理床单元	4	2	0	0	未安置体位扣2分；未整理床单元扣2分
			洗手，再次核对，记录时间	4	3	2	1	未洗手扣1分；未核对扣1分；未记录时间扣2分
	起罐	12	手法：一手扶罐具，一手手指按住罐口皮肤	4	2	0	0	手法不正确扣4分；手法不熟练扣2分
			观察并清洁皮肤，有水疱或破溃及时处理	4	3	2	1	未观察扣1分；未清洁皮肤1分；有水疱或破溃未处理扣2分
			协助患者取舒适体位，整理床单元	4	2	0	0	未安置体位扣2分；未整理床单元扣2分
操作后处置		6	用物按《医疗机构消毒技术规范》处理	2	1	0	0	处置方法不正确扣1分/项，最高扣2分
			洗手	2	0	0	0	未洗手扣2分
			记录	2	1	0	0	未记录扣2分；记录不完全扣1分
评价		6	流程合理、技术熟练、局部皮肤无损伤、询问患者感受	6	4	2	0	一项不合格扣2分，最高扣6分；出现烫伤扣6分
理论提问		10	水罐的概念	5	3	0	0	回答不全面扣2分/题；未答出扣5分/题
			水罐的注意事项	5	3	0	0	
得　分								

第四节 磁 罐

概 念

磁罐疗法是以传统罐疗和现代磁疗为基础，选用带磁性的罐具，通过磁、热、负压的作用治疗疾病的一种方法。磁疗罐的优点是罐体透明，罐内负压可根据患者的体质和病情随时调整，并且带有磁性，具有磁疗的作用。

作 用

1.中医认为，磁具有活血镇痛、安神镇惊、消肿祛瘀、平衡人体经络穴位上的微磁场功能等作用。

2.现代医学认为，磁疗具有止痛止泻、消炎消肿、镇静解痉解毒，以及改善人体微循环、血循环的作用。

适应证

同“普通拔罐”。

禁忌证

同“普通拔罐”。

操作要点

（一）评 估

同“普通拔罐”。

（二）物品准备

治疗盘、磁疗治疗仪、清洁纱布或自备毛巾，必要时备屏风、毛毯。

（三）告　知

同“普通拔罐”。

（四）操作步骤

1.核对医嘱，根据拔罐部位选择磁罐的大小及数量，检查罐口周围是否光滑，罐体有无缺损裂痕。

2.备齐用物，携至床旁。做好解释，取得患者配合。

3.协助患者取合理、舒适体位。

4.充分暴露拔罐部位，注意保护隐私及保暖。

5.操作者将选好的罐具顶部活塞先上提一下，以保证通气，再将磁疗罐放于选定的穴位上，然后将真空枪口轻轻套住罐具顶部活塞后，垂直快速提拉杆数次，至拔罐部位皮肤隆起，以患者可耐受为度。

6.罐具吸附于体表之后，将负压枪口左右轻轻旋动向后退下，轻按一下罐具活塞以防漏气。

7.拔罐过程中随时观察罐体吸附情况和皮肤颜色，询问患者有无不适感。

8.起罐时提一下罐顶活塞即可。

9.操作完毕，协助患者整理衣着，安置舒适体位，整理床单元。

10. 做好记录并签名，清理、消毒用物。

（五）护理及注意事项

同“普通拔罐”。

（六）常见问题

同“普通拔罐”。

操作流程

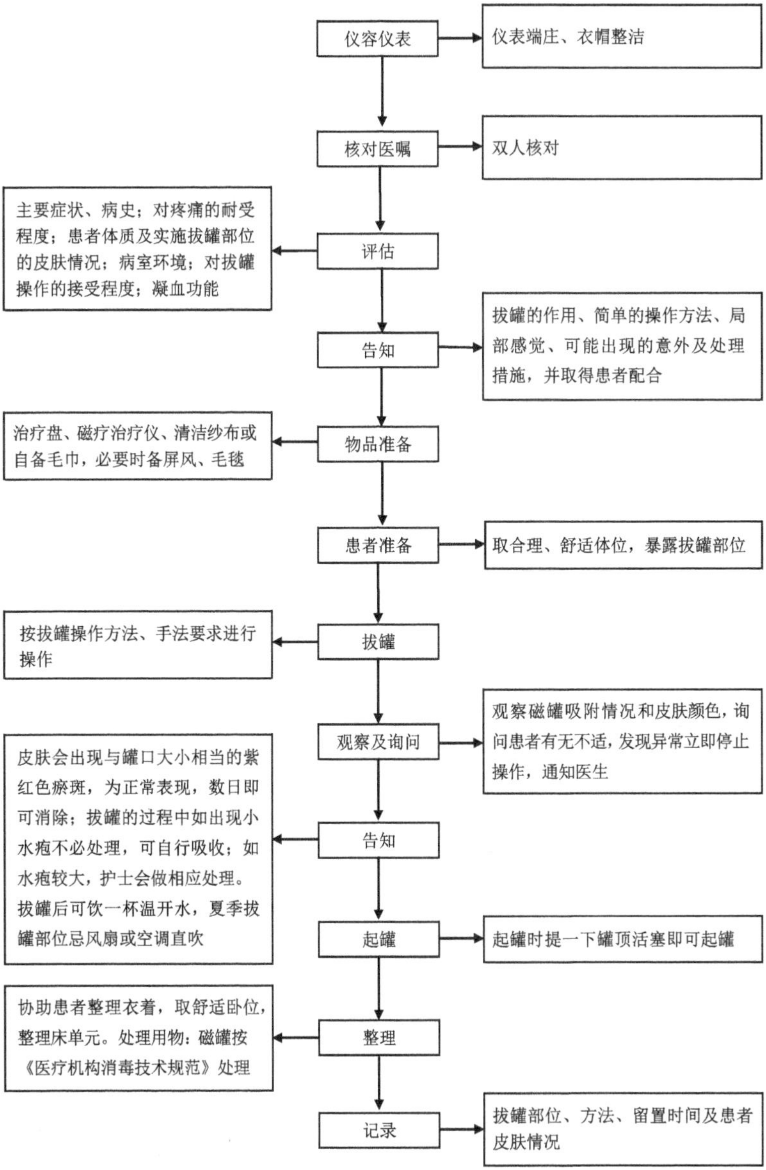
仪容仪表
仪表端庄、衣帽整洁
核对医嘱
双人核对
评估
主要症状、病史；对疼痛的耐受程度；患者体质及实施拔罐部位的皮肤情况；病室环境；对拔罐操作的接受程度；凝血功能
告知
拔罐的作用、简单的操作方法、局部感觉、可能出现的意外及处理措施，并取得患者配合
物品准备
治疗盘、磁疗治疗仪、清洁纱布或自备毛巾，必要时备屏风、毛毯
患者准备
取合理、舒适体位，暴露拔罐部位
拔罐
按拔罐操作方法、手法要求进行操作
观察及询问
观察磁罐吸附情况和皮肤颜色，询问患者有无不适，发现异常立即停止操作，通知医生
告知
皮肤会出现与罐口大小相当的紫红色瘀斑，为正常表现，数日即可消除；拔罐的过程中如出现小水疱不必处理，可自行吸收；如水疱较大，护士会做相应处理。拔罐后可饮一杯温开水，夏季拔罐部位忌风扇或空调直吹
起罐
起罐时提一下罐顶活塞即可起罐
整理
协助患者整理衣着，取舒适卧位，整理床单元。处理用物：磁罐按《医疗机构消毒技术规范》处理
记录
拔罐部位、方法、留置时间及患者皮肤情况

操作考核评分标准

项目		分值	技术操作要求	评分等级				评分说明
				A	B	C	D	
仪表		2	仪表端庄、洗手、戴口罩，携带表	2	1	0	0	一项未完成扣1分
核对		2	核对医嘱	2	1	0	0	未核对扣2分；内容不全面扣1分
评估		6	临床症状、既往史、凝血功能、是否处于妊娠期或月经期	4	3	2	1	一项未完成扣1分
			拔罐部位皮肤情况、对疼痛的耐受程度	2	1	0	0	一项未完成扣1分
告知		4	解释作用、简单的操作方法、局部感受，取得患者配合	4	3	2	1	一项未完成扣1分
用物准备		7	洗手，戴口罩	2	1	0	0	未洗手扣1分；未戴口罩扣1分
			备齐并检查用物	5	4	3	2	少备一项扣1分；未检查一项扣1分，最高扣5分
环境与患者准备		7	病室整洁、保护隐私、注意保暖、避免对流风	3	2	1	0	一项未完成扣1分，最高扣3分
			协助患者取舒适体位，充分暴露磁罐部位	4	3	2	1	未进行体位摆放扣2分；体位不舒适扣1分；未充分暴露拔罐部位扣1分
操作过程	拔罐	38	核对医嘱	2	1	0	0	未核对扣2分；内容不全面扣1分

续　表

项目		分值	技术操作要求	评分等级 A	B	C	D	评分说明
操作过程	拔罐	38	将选好的罐具顶部活塞先上提一下，以保证通气，再将磁疗罐放在选定好的局部穴位上，然后将真空枪口轻轻套住罐具顶部活塞后，垂直快速提拉杆数次，至拔罐部位皮肤隆起，以患者可耐受为度	10	8	6	4	罐体活塞松动扣 2 分；部位不准确扣 2 分；吸附不牢扣 2 分；负压吸附过紧扣 2 分
			动作规范	6	4	2	0	动作生硬扣 4 分；
			询问患者感受：舒适度、疼痛情况	2	1	0	0	未询问患者感受扣 2 分；内容不全面扣 1 分
			观察皮肤：红紫程度、破溃情况	6	2	0	0	未观察皮肤扣 2 分 / 项
			告知相关注意事项	4	2	0	0	未告知扣 4 分；告知不全扣 2 分
			协助患者取舒适体位，整理床单元	4	2	0	0	未安置体位扣 2 分；未整理床单元扣 2 分
			洗手，再次核对，记录时间	4	3	2	1	未洗手扣 1 分；未核对扣 1 分；未记录时间扣 2 分
	起罐	12	起罐时提一下罐顶活塞即可起罐	4	2	0	0	手法不正确扣 4 分；手法不熟练扣 2 分
			观察并清洁皮肤，有水疱或破溃及时处理	4	3	2	1	未观察扣 1 分；未清洁皮肤扣 1 分；有水疱或破溃未处理扣 2 分
			协助患者取舒适体位，整理床单元	4	2	0	0	未安置体位扣 2 分；未整理床单元扣 2 分
操作后处置		6	用物按《医疗机构消毒技术规范》处理	2	1	0	0	处置方法不正确扣 1 分 / 项，最高扣 2 分
			洗手	2	0	0	0	未洗手扣 2 分
			记录	2	1	0	0	未记录扣 2 分；记录不完全扣 1 分

续　表

项目	分值	技术操作要求	评分等级				评分说明
			A	B	C	D	
评价	6	流程合理、技术熟练、局部皮肤无损伤、询问患者感受	6	4	2	0	一项不合格扣2分，最高扣6分；出现烫伤扣6分
理论提问	10	磁罐的适应证	5	3	0	0	回答不全面扣2分/题；未答出扣5分/题
		磁罐的注意事项	5	3	0	0	
得　分							

第五节　真空罐

概　念

真空罐疗法是以传统火罐为基础，选用真空罐，将罐吸附并留置于皮肤穴位上，通过抽气使罐内形成负压，治疗疾病的一种治疗方法。

作　用

同“普通拔罐”。

适应证

同“普通拔罐”。

禁忌证

同“普通拔罐”。

操作要点

（一）评　估

同“普通拔罐”。

（二）物品准备

治疗盘、真空罐治疗仪、清洁纱布或自备毛巾，必要时备屏风、毛毯。

（三）告　知

同“普通拔罐”。

（四）操作步骤

同“磁罐”。

（五）护理及注意事项

同“普通拔罐”。

（六）常见问题

同“普通拔罐”。

操作流程

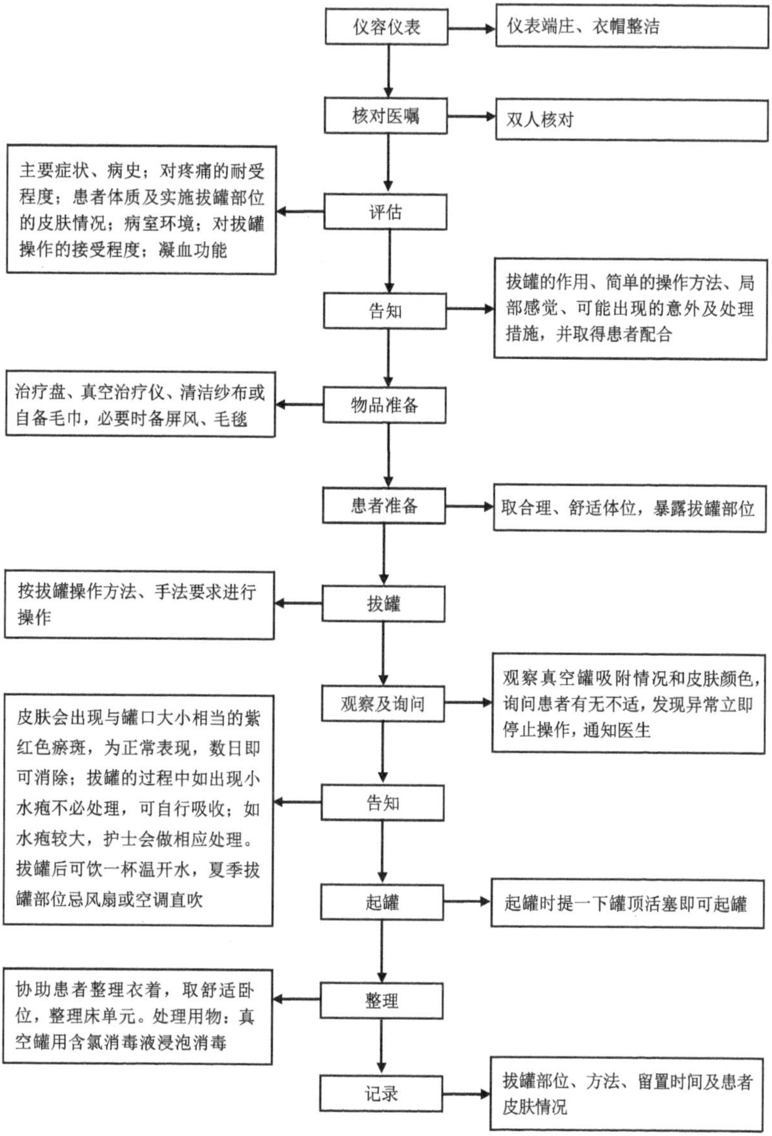
仪容仪表
仪表端庄、衣帽整洁
核对医嘱
双人核对
评估
主要症状、病史；对疼痛的耐受程度；患者体质及实施拔罐部位的皮肤情况；病室环境；对拔罐操作的接受程度；凝血功能
告知
拔罐的作用、简单的操作方法、局部感觉、可能出现的意外及处理措施，并取得患者配合
物品准备
治疗盘、真空治疗仪、清洁纱布或自备毛巾，必要时备屏风、毛毯
患者准备
取合理、舒适体位，暴露拔罐部位
拔罐
按拔罐操作方法、手法要求进行操作
观察及询问
观察真空罐吸附情况和皮肤颜色，询问患者有无不适，发现异常立即停止操作，通知医生
告知
皮肤会出现与罐口大小相当的紫红色瘀斑，为正常表现，数日即可消除；拔罐的过程中如出现小水疱不必处理，可自行吸收；如水疱较大，护士会做相应处理。拔罐后可饮一杯温开水，夏季拔罐部位忌风扇或空调直吹
起罐
起罐时提一下罐顶活塞即可起罐
整理
协助患者整理衣着，取舒适卧位，整理床单元。处理用物：真空罐用含氯消毒液浸泡消毒
记录
拔罐部位、方法、留置时间及患者皮肤情况

操作考核评分标准

项目		分值	技术操作要求	评分等级				评分说明
				A	B	C	D	
仪表		2	仪表端庄、洗手、戴口罩，携带表	2	1	0	0	一项未完成扣1分
核对		2	核对医嘱	2	1	0	0	未核对扣2分；内容不全面扣1分
评估		6	临床症状、既往史、凝血功能、是否处于妊娠期或月经期	4	3	2	1	一项未完成扣1分
			拔罐部位皮肤情况、对疼痛的耐受程度	2	1	0	0	一项未完成扣1分
告知		4	解释作用、简单的操作方法、局部感受，取得患者配合	4	3	2	1	一项未完成扣1分
用物准备		7	洗手，戴口罩	2	1	0	0	未洗手扣1分；未戴口罩扣1分
			备齐并检查用物	5	4	3	2	少备一项扣1分；未检查一项扣1分，最高扣5分
环境与患者准备		7	病室整洁、保护隐私、注意保暖、避免对流风	3	2	1	0	一项未完成扣1分，最高扣3分
			协助患者取舒适体位，充分暴露真空罐部位	4	3	2	1	未进行体位摆放扣2分；体位不舒适扣1分；未充分暴露拔罐部位扣1分
操作过程	拔罐	38	核对医嘱	2	1	0	0	未核对扣2分；内容不全面扣1分

续 表

项目		分值	技术操作要求	评分等级				评分说明
				A	B	C	D	
操作过程	拔罐	38	将选好的罐具顶部活塞先上提一下，以保证通气，再将真空罐放在选定好的局部穴位上，然后将真空枪口轻轻套住罐具顶部活塞后，垂直快速提拉杆数次，至拔罐部位皮肤隆起，以患者可耐受为度	10	8	6	4	罐体活塞松动扣2分；部位不准确扣2分；吸附不牢扣2分；负压吸附过紧扣2分
			动作规范	6	4	2	0	动作生硬扣6分；
			询问患者感受：舒适度、疼痛情况	2	1	0	0	未询问患者感受扣2分；内容不全面扣1分
			观察皮肤：红紫程度、破溃情况	6	2	0	0	未观察皮肤扣2分/项
			告知相关注意事项	4	2	0	0	未告知扣4分；告知不全扣2分
			协助患者取舒适体位，整理床单元	4	2	0	0	未安置体位扣2分；未整理床单元扣2分
			洗手，再次核对，记录时间	4	3	2	1	未洗手扣1分；未核对扣1分；未记录时间扣2分
	起罐	12	起罐时提一下罐顶活塞即可起罐	4	2	0	0	手法不正确扣4分；手法不熟练扣2分
			观察并清洁皮肤，有水疱或破溃及时处理	4	3	2	1	未观察扣1分；未清洁皮肤1分；有水疱或破溃未处理扣2分
			协助患者取舒适体位，整理床单元	4	2	0	0	未安置体位扣2分；未整理床单元扣2分
操作后处置		6	用物按《医疗机构消毒技术规范》处理	2	1	0	0	处置方法不正确扣1分/项，最高扣2分
			洗手	2	0	0	0	未洗手扣2分
			记录	2	1	0	0	未记录扣2分；记录不完全扣1分

续　表

项目	分值	技术操作要求	评分等级				评分说明
			A	B	C	D	
评价	6	流程合理、技术熟练、局部皮肤无损伤、询问患者感受	6	4	2	0	一项不合格扣 2 分，最高扣 6 分；出现烫伤扣 6 分
理论提问	10	真空罐的禁忌证	5	3	0	0	回答不全面扣 2 分 / 题；未答出扣 5 分 / 题
		真空罐的注意事项	5	3	0	0	
得　分							

第六节　平衡火罐

概　念

平衡火罐是传统火罐的传承与创新，即在传统火罐法基础上，以中医基本理论为基础，以现代医学的神经反射为治疗途径，用不同罐法作为治疗手段，以自我修复、自我调节、自我完善为治疗核心，运用闪罐、揉罐、走罐、抖罐、留罐等手法，利用火罐的温热效应，选择特定的局部穴位，实施熨揉、牵拉、挤压、弹拨等良性刺激，使机体修复达到相应的平衡状态，从而达到疏经通络、平衡阴阳、调理全身脏腑的功效。

作　用

1.激发经气，调理脏腑阴阳平衡。

2.行瘀导滞，调和气血。

3.祛湿散寒，行气止痛。

适应证

平衡火罐疗法的适应证范围十分广泛，其中包括内、外、妇、儿及五官科等的上百种疾病，尤其对慢性疲劳综合征、失眠、感冒、颈肩腰腿痛、湿热体质等患者疗效显著。

禁忌证

同“普通拔罐”。

操作要点

（一）评　估

同“普通拔罐”。

（二）物品准备

治疗盘、罐数个（以玻璃罐为主）、止血钳、95%酒精棉球、润滑油、打火机、广口瓶内放清水、清洁纱布或自备毛巾，必要时备屏风、毛毯。

（三）告　知

同“普通拔罐”。

（四）操作步骤

1.核对医嘱，根据拔罐部位选择火罐的大小及数量，检查罐口周围是否光滑，罐体有无缺损裂痕。

2.备齐用物，携至床旁。做好解释，取得患者配合。

3.遵医嘱选取背部的督脉和足太阳膀胱经，协助患者取俯卧位。

4.充分暴露拔罐部位，注意保护隐私及保暖。

5.再次检查罐口，清洁皮肤。

6.闪罐：选用两个适合大小的玻璃罐，用闪火法在两侧膀胱经和督脉上按顺序来回3个循环，注意必须有爆破声。

7.揉罐：利用闪罐后罐体的余温，沿督脉、膀胱经走向按揉背部3次。

8.走罐：先在背部相应部位均匀地涂上润滑油，再用闪罐法将火罐吸附在皮肤穴位上，沿着督脉、膀胱经分别走罐3个来回，先中间，后两边。

9.抖罐：用闪火法将火罐吸附于皮肤穴位上，沿着两侧膀胱经分别抖罐3个来回。

10.留罐：留罐5 ～ 10分钟。

11.拔罐过程中随时观察罐体吸附情况、患者的局部皮肤情况及病情变化，如患者有不适，则立即停止治疗，对症处理。

12.起罐后，观察局部皮肤情况及效果，清洁皮肤。

13.操作完毕，协助患者整理衣着，安置舒适体位，整理床单元。

14.做好记录并签名，清理、消毒用物。

（五）护理及注意事项

同“普通拔罐”。

（六）常见问题

同“普通拔罐”。

操作流程

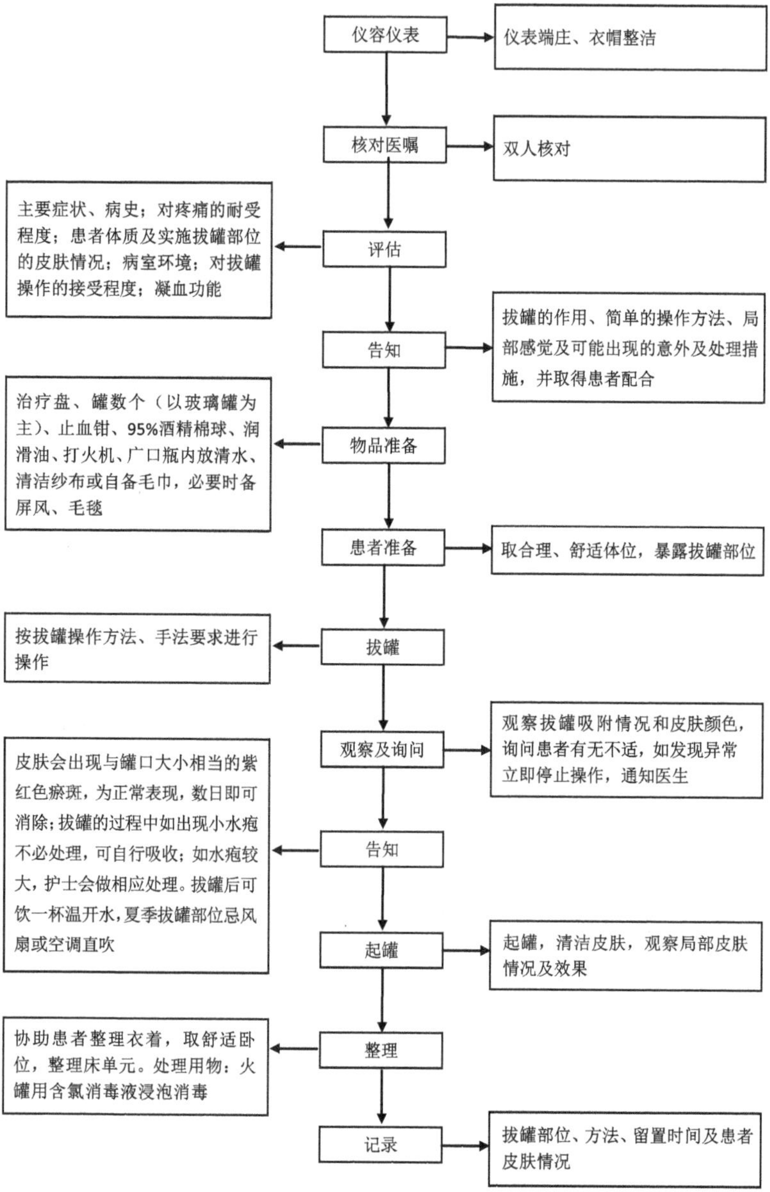
仪容仪表
仪表端庄、衣帽整洁
核对医嘱
双人核对
评估
主要症状、病史；对疼痛的耐受程度；患者体质及实施拔罐部位的皮肤情况；病室环境；对拔罐操作的接受程度；凝血功能
告知
拔罐的作用、简单的操作方法、局部感觉及可能出现的意外及处理措施，并取得患者配合
物品准备
治疗盘、罐数个（以玻璃罐为主）、止血钳、95%酒精棉球、润滑油、打火机、广口瓶内放清水、清洁纱布或自备毛巾，必要时备屏风、毛毯
患者准备
取合理、舒适体位，暴露拔罐部位
拔罐
按拔罐操作方法、手法要求进行操作
观察及询问
观察拔罐吸附情况和皮肤颜色，询问患者有无不适，如发现异常立即停止操作，通知医生
告知
皮肤会出现与罐口大小相当的紫红色瘀斑，为正常表现，数日即可消除；拔罐的过程中如出现小水疱不必处理，可自行吸收；如水疱较大，护士会做相应处理。拔罐后可饮一杯温开水，夏季拔罐部位忌风扇或空调直吹
起罐
起罐，清洁皮肤，观察局部皮肤情况及效果
整理
协助患者整理衣着，取舒适卧位，整理床单元。处理用物：火罐用含氯消毒液浸泡消毒
记录
拔罐部位、方法、留置时间及患者皮肤情况

操作考核评分标准

项目	分值	技术操作要求	评分等级				评分说明
			A	B	C	D	
仪表	2	仪表端庄、洗手、戴口罩，携带表	2	1	0	0	一项未完成扣1分
核对	2	核对医嘱	2	1	0	0	未核对扣2分；内容不全面扣1分
评估	6	临床症状、既往史、凝血功能、是否处于妊娠期或月经期	4	3	2	1	一项未完成扣1分
		拔罐部位皮肤情况、对疼痛的耐受程度	2	1	0	0	一项未完成扣1分
告知	4	解释作用、简单的操作方法、局部感受，取得患者配合	4	3	2	1	一项未完成扣1分
用物准备	7	洗手，戴口罩	2	1	0	0	未洗手扣1分；未戴口罩扣1分
		备齐用物并检查	5	4	3	0	少备一项扣1分；未检查一项扣1分，最高扣5分
环境与患者准备	7	病室整洁、保护隐私、注意保暖、避免对流风	3	2	1	0	一项未完成扣1分，最高扣3分
		协助患者取舒适体位，充分暴露平衡罐部位	4	3	1	0	未进行体位摆放扣2分；体位不舒适扣1分；未充分暴露拔罐部位扣1分
操作过程 拔罐	38	核对医嘱	2	1	0	0	未核对扣2分；内容不全面扣1分
		再次检查玻璃罐的罐口边缘是否光滑	2	1	0	0	未检查扣2分。

续 表

项目		分值	技术操作要求	评分等级				评分说明
				A	B	C	D	
操作过程	拔罐	38	闪罐：选用两个适合大小的玻璃罐用闪火法在两侧膀胱经和督脉上按顺序来回3个循环，注意必须有爆破声	2	2	1	1	闪罐方法不对扣2分；没有爆破声扣2分；
			揉罐：利用闪罐后罐体的余温，沿督脉、膀胱经走向揉背部3次	2	2	1	1	罐体温度不适合扣2分
			走罐：先在背部相应部位均匀地涂上润滑油，再用闪罐法将火罐吸附在皮肤穴位上，沿着督脉、膀胱经分别走罐3个来回，先中间，后两边	2	2	1	1	润滑油涂不均匀扣1分，走罐顺序不正常扣2分
			抖罐：用闪火法将火罐吸附于皮肤穴位上，沿着两侧膀胱经分别抖罐3个来回	2	2	1	1	抖罐频率不恰当扣2分
			留罐5～10分钟	2	2	1	1	吸附不牢扣2分；负压吸附过紧扣2分
			动作规范	4	2	0	0	动作生硬扣4分；
			询问患者感受：舒适度、疼痛情况	2	1	0	0	未询问患者感受扣2分；内容不全面扣1分
			观察皮肤：红紫程度、破溃情况	6	2	0	0	未观察皮肤扣2分/项
			告知相关注意事项	4	2	0	0	未告知扣4分；告知不全扣2分
			协助患者取舒适体位，整理床单元	4	2	0	0	未安置体位扣2分；未整理床单元扣2分
			洗手，再次核对，记录时间	4	3	2	1	未洗手扣1分；未核对扣1分；未记录时间扣2分

续 表

项目		分值	技术操作要求	评分等级				评分说明
				A	B	C	D	
操作过程	起罐	16	起罐，观察局部皮肤情况及效果，清洁皮肤。	4	2	0	0	手法不正确扣4分；手法不熟练扣2分
			观察并清洁皮肤，有水疱或破溃及时处理	4	3	2	1	未观察扣1分；未清洁皮肤1分；有水疱或破溃未处理扣2分
			协助患者取舒适体位，整理床单元	4	2	0	0	未安置体位扣2分；未整理床单元扣2分
操作后处置		6	用物按《医疗机构消毒技术规范》处理	2	1	0	0	处置方法不正确扣1分/项，最高扣2分
			洗手	2	0	0	0	未洗手扣2分
			记录	2	1	0	0	未记录扣2分；记录不完全扣1分
评价		6	流程合理、技术熟练、局部皮肤无损伤、询问患者感受	6	4	2	0	一项不合格扣2分，最高扣6分；出现烫伤扣6分
理论提问		10	平衡火罐的目的	5	3	0	0	回答不全面扣2分/题；未答出扣5分/题
			平衡火罐的罐印分析	5	3	0	0	
得分								

第二章

灸法

灸法是劳动人民在长期与疾病斗争中发展和完善的一种治疗方法。灸法源于170万年前的旧石器时代，最早的使用材料是树枝，后发现“艾”易燃且燃烧缓慢，同时具有温经散寒、补中益气、回阳救逆等功效，故将“艾”作为灸法的原料。

我国现存最早记载灸疗的医籍是1973年长沙马王堆汉墓出土的帛书《足臂十一脉灸经》《阴阳十一脉灸经》。而在现存最早的医学理论专著《黄帝内经》也为灸法的进一步发展奠定了基础。其中，经脉和针灸方面的内容占《灵枢》的五分之四，故《灵枢》又称为《针经》。《灵枢·官能》：“针所不为，灸之所宜”；《灵枢·经脉》：“陷下则灸之”；《素问·骨空论》：“灸寒热之法，先灸项大椎”；《灵枢·癫狂》：“治癫狂者……灸穷骨二十壮”等，均说明灸法已在春秋战国时期盛行。在汉代张仲景的《伤寒杂病论》、晋代皇甫谧编著的《针灸甲乙经》、东晋医家葛洪所撰的《肘后备急方》等医书中都有对灸法的详细叙述。唐代，灸法已成为一门独立的学科。到宋、金、元时期，王执的《针灸资生经》首次记载了一类特殊的灸法——“天灸法”，即利用一些刺激性的药物贴敷于相关穴位，使之发疱的一种方法。明代，灸法发展到高潮，研究的问题更加深入和广阔。而到了清代，由于医家重药而轻灸，故使灸法渐入低谷。直到新中国成立后，在党和政府的重视下于1951年卫生部直属的针灸疗法实验所成立，该所到1955年成为中国中医研究院针灸所；1986年，中国针灸学会针法灸法研究会正式成立。近40余年来，在国家改革开放政策支持下，灸法研究成果层出不穷，已从对灸疗临床疗效观察，转移到对灸法原理的实验研究及灸疗器具的创新研究。

第一节 艾条灸

概 念

艾条灸，也称悬灸，是指用桑皮纸包裹艾绒或将以艾绒为主要成分制成的艾材卷成圆柱形艾条，点燃后悬置或放置在穴位或患处施灸的一种治疗方法。通过艾的温热和药力作用，激发经气，达到温经散寒、行气活血、扶阳固脱、消瘀散结等防病治病为目的的一种中医外治法。

作 用

1.温通经络，祛湿散寒。

2.疏风解表，行气通痹，止痛。

3.补中益气，升阳举陷。

4.祛瘀散结，拔毒祛腐。

适应证

悬灸的适应证范围广泛，涵盖内、外、妇、儿、五官、皮肤等各科常见疾病，主要有以下几个方面。

1.适用于各种急慢性虚寒型疾病及寒湿凝滞所致的疼痛，如胃脘痛、牙痛、痛经、腰腿痛等。

2.适用于中气不足、气虚下陷引起的疾病，如疲乏无力、失眠多梦、内脏下垂、子宫脱垂、脱肛等。

3.适用于外科各种疮疡初起、溃久不愈，以及瘰疬等。

4.适用于脾肾阳虚、元气暴脱之证，如久泻、久痢、遗尿、遗精、虚脱、休克等。

禁忌证

1.实热证、阴虚发热证，如高热、肝阳上亢、潮热盗汗等。

2.凝血功能障碍、有出血倾向、出血史，如严重贫血、呕血等。

3.严重心肺疾病、恶性皮肤肿瘤、全身皮肤病、急性传染病等。

4.颜面部、大血管处、妊娠期妇女的腹部及腰骶部、女性月经期等。

5.醉酒、大渴、精神分裂症、极度疲劳、过饥及过饱等。

6.对艾叶过敏者。

操作要点

（一）评　估

1.病室环境及温湿度。

2.当前主要症状、既往史、凝血功能、艾绒过敏史及患者体质。

3.患者的二便情况，女性是否处于妊娠期或月经期。

4.施灸部位皮肤情况及对热、气味及疼痛的耐受程度及接受程度。

5.用火安全。

（二）物品准备

治疗盘、艾条、打火机或火柴、小口瓶、弯盘、清洁纱布，必要时备屏风、毛毯、计时器等。

（三）告　知

1.告知艾条灸的作用、目的及操作方法，考虑个体差异，施灸时间一般为10～15分钟，施灸强度一般以局部皮肤出现红晕为度。儿童酌减。

2.告知艾绒点燃后有较淡的中药燃烧气味，施灸过程中不可随意更换体位，以免引起烫伤。

3.施灸过程中局部皮肤可能出现水疱。

4.施灸过程中如有不适，及时告知护士。如出现面色苍白、头晕眼花、恶心、心慌出汗等不适现象，应立即停灸，予以对症处理。

5.施灸后应较平时多饮温开水，注意保暖，饮食宜清淡。

（四）操作步骤

1.核对医嘱，评估患者，做好解释。

2.备齐用物，携用物至床旁。

3.评估环境，协助患者取合理、舒适体位。

4.遵照医嘱选取施灸部位及穴位，充分暴露施灸部位，注意保护隐私及保暖。

5.点燃艾条，对准穴位施灸。

6.常用施灸方法如下。

（1）温和灸：将一端点燃的艾条对准施灸的腧穴部位及患处，约距皮肤2～3cm，使患者局部有温热感而无灼痛为宜，每处灸10～15分钟，至皮肤出现红晕为度。

（2）雀啄灸：将一端点燃的艾条对准施灸的腧穴部位及患处2～3cm，似鸟雀啄米状，一上一下施灸，一般灸10～15分钟，至皮肤出现红晕为度。

（3）回旋灸:（又称熨热灸）将一端点燃的艾条悬于施灸的腧穴及患处上方约2cm处，平行回旋移动范围约3cm，每处灸10～15分钟，至皮肤出现红晕为度。

7.及时将艾灰弹入或刮入弯盘中，防止掉落灼伤皮肤。

8.施灸过程中，随时询问患者有无不适，观察患者局部皮肤情况，如局部有艾灰，及时用纱布清洁。

9.施灸结束，立即将艾条插入广口瓶，熄灭艾火。清洁局部皮肤并观察有无烫伤、破溃。

10.整理床单元，协助患者穿衣，取舒适卧位。酌情开窗通风，注意保暖，避免吹对流风。

11.做好记录并签名，清理、消毒用物。

（五）护理及注意事项

1.施灸前根据患者的体质和病情，选用合适的施灸方法，并取得患者的合作。

2.施灸时充分暴露患者的施灸部位，并采取舒适、能长时间保持的体位，以免因在施灸过程中更换体位引起烫伤。

3.施灸的顺序一般遵循先上后下、先背后腹、先头身后四肢的原则。空腹或饱餐后1小时内不宜施灸。

4.施灸过程中，密切观察患者的局部皮肤情况，对于昏迷、年老体弱、局部知觉迟钝或消失的患者尤应注意防止烫伤。

5.施灸时，防止艾灰掉落而灼伤皮肤或烧坏患者衣服及床单、被褥等。

6.施灸后，如局部出现小水疱，不必处理，可自行吸收；如水疱过大，消毒局部皮肤后，可用无菌注射器抽吸泡液，覆盖消毒敷料。

7.灸疗结束后，必须将燃着的艾条熄灭，以免复燃事故发生。

（六）常见问题

1.晕　灸

（1）原因：①患者自身原因：如体质虚弱、疲乏或大病初愈、精神过度紧张、饥饿等。②刺激原因：灸疗强度过强，穴位刺激过度。③体位原因：一般在坐位或直立位发生。④环境原因：如室内温湿度不适宜，空气不流通等。

（2）临床表现：一般分为以下三期。①先兆期：如面色苍白、头晕眼花、心慌、出汗、打哈欠等。②发作期：轻者头晕胸闷，恶心欲呕，或伴瞬间意识丧失；重者突然意识丧失，昏扑倒地，面色灰白，大汗淋漓，二便失禁等。少数伴惊厥发作。③后期：经及时对症处理恢复后，患者可有显著疲乏、嗜睡等症状。

（3）预防及处理：①心理及生理预防：对所有进行艾灸的患者均做好详细的解释工作，消除心理顾虑；空腹或过饱均不宜进行艾灸。艾灸时，尽量采取卧位，简化穴位，减轻刺激量。②环境适宜：病室温湿度适宜，保持空气新鲜。③处理：轻度晕灸时立即停止施灸，取平卧位、立即通知医生配合处理，适当饮用温开水，注意保暖；重度者立即点掐人中、内关、合谷等穴，必要时配合针刺、耳穴压豆等中医适宜技术。

2.烫　伤

（1）原因：①操作者治疗时间过长或操作不当。②施灸时艾灰过长，操作者未及时去除艾灰，艾灰脱落引起烫伤。③施灸完毕，未及时灭火，引起复燃事故。

（2）临床表现：①一度烫伤：轻度红、肿、热、痛，感觉过敏，无水疱，干燥。②二度烫伤：真皮损伤，剧痛，感觉过敏；水疱形成，壁薄，基底潮红，明显水肿。③三度烫伤：伤及皮下、肌肉、骨骼等，可有或无水疱，撕去表皮见基底较湿，苍白，有红色出血点，水肿明显，痛觉迟钝。

（3）预防及处理：①心理预防：做好详细的解释工作，消除心理顾虑。②根据烫伤的程度不同给予相应的处理，必要时请外科会诊协助诊治。一度烫伤：尽量暴露创面，保持创面干燥，必要时在患处涂上芦荟膏或烫伤膏，直至症状消失。二度烫伤：在一度烫伤处理基础上，用生理盐水清洁创面，如小水疱不必处理，可自行吸收；如水疱较大，用无菌注射器抽吸水疱内的液体，必要时用无菌纱布覆盖，预防感染。三度烫伤：在二度烫伤处理基础上，涂消炎药膏或口服抗生素消炎，直至创面表面形成薄痂。③烫伤期间，烫伤局部禁止一切治疗，直至患处彻底痊愈。

3.灸疗过敏

（1）原因：①体质原因：如过敏体质、哮喘、荨麻疹史等。②药物原因：对艾及艾灸内的其他中药成分过敏等。

（2）临床表现：以过敏性皮疹最为常见。如局限性红色小疹或全身性风团样丘疹等。

（3）预防及处理：①施灸前详细询问患者的过敏史，尤其有无艾灸过敏史。②施灸过程中随时观察患者的皮肤反应，及早发现过敏先兆。③处理：对局部或全身过敏性皮疹者，一般不予处理，停灸后数日内即可自行消退。如症状严重可遵医嘱给予肌注或口服抗过敏药物。必要时可配合耳穴压豆等中医适宜技术。

4.上　火

（1）原因：①体质原因：如热证体质、阴虚体质等。②刺激原因：灸疗强度过强，穴位刺激过度等。

（2）临床表现：口干舌燥、牙龈肿痛、咽痛、便秘等。

（3）预防及处理：①根据患者体质及病灶的不同，灵活掌握不同的灸量、火力及灸时。②处理：施灸前后较平时多饮温开水；必要时可灸涌泉穴引火下行；注意休息，饮食以清淡为宜。

操作流程

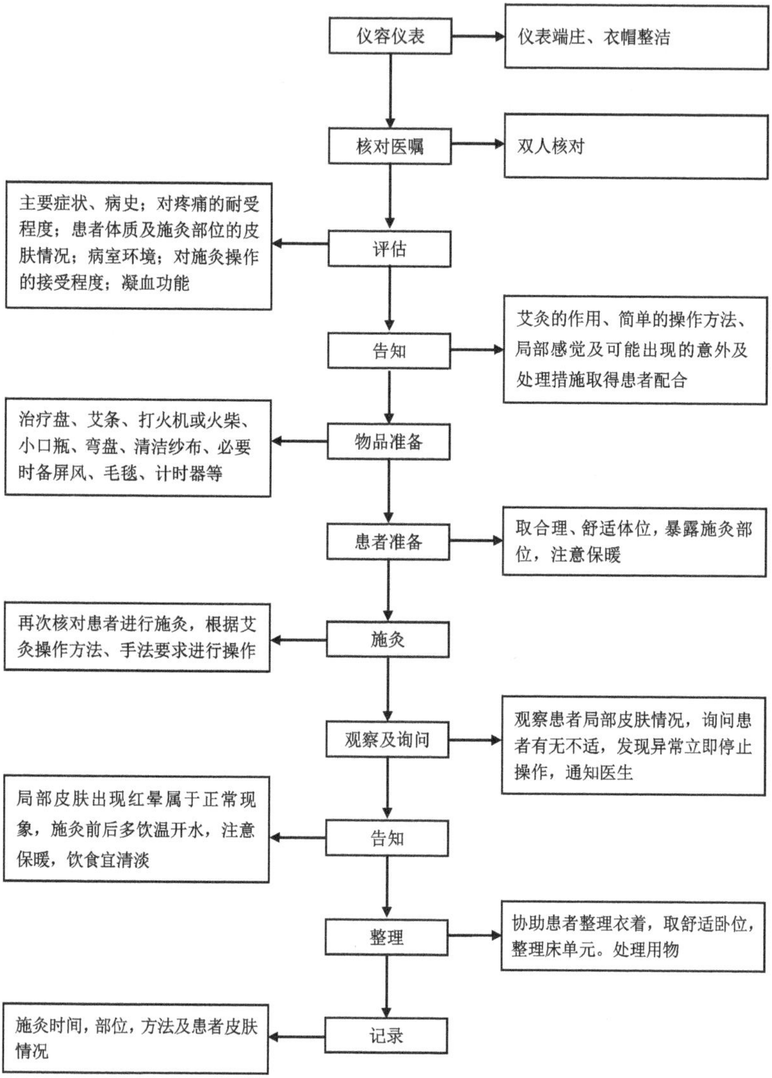
仪容仪表
仪表端庄、衣帽整洁
核对医嘱
双人核对
评估
主要症状、病史；对疼痛的耐受程度；患者体质及施灸部位的皮肤情况；病室环境；对施灸操作的接受程度；凝血功能
告知
艾灸的作用、简单的操作方法、局部感觉及可能出现的意外及处理措施取得患者配合
物品准备
治疗盘、艾条、打火机或火柴、小口瓶、弯盘、清洁纱布、必要时备屏风、毛毯、计时器等
患者准备
取合理、舒适体位，暴露施灸部位，注意保暖
施灸
再次核对患者进行施灸，根据艾灸操作方法、手法要求进行操作
观察及询问
观察患者局部皮肤情况，询问患者有无不适，发现异常立即停止操作，通知医生
告知
局部皮肤出现红晕属于正常现象，施灸前后多饮温开水，注意保暖，饮食宜清淡
整理
协助患者整理衣着，取舒适卧位，整理床单元。处理用物
记录
施灸时间，部位，方法及患者皮肤情况

操作考核评分标准

项目		分值	技术操作要求	评分等级				评分说明
				A	B	C	D	
仪表		2	仪表端庄、洗手、戴口罩，携带表	2	1	0	0	一项未完成扣1分
核对		2	核对医嘱	2	1	0	0	未核对扣2分；内容不全面扣1分
评估		7	临床症状、既往史、凝血功能，是否处于妊娠期或月经期	4	3	2	1	一项未完成扣1分
			施灸部位皮肤情况、对热、气味及疼痛的耐受程度	3	2	1	0	一项未完成扣1分
告知		3	解释作用、简单的操作方法、局部感受，取得患者配合	3	2	1	0	一项未完成扣1分
用物准备		5	洗手，戴口罩	2	1	0	0	未洗手扣1分；未戴口罩扣1分
			备齐并检查用物	3	2	1	0	少备一项扣1分；未检查一项扣1分，最高扣3分
环境与患者准备		7	病室整洁、温湿度适宜，保护隐私	3	2	1	0	一项未完成扣1分，最高扣3分
			协助患者取舒适体位，充分暴露施灸部位，注意保暖	4	3	2	1	未进行体位摆放扣2分；体位不舒适扣1分；未充分暴露施灸部位扣1分
操作过程	施灸过程	52	核对医嘱	2	1	0	0	未核对扣2分；内容不全面扣1分
			确认施灸部位，点燃艾条，将点燃的一端对准施灸穴位，艾条与皮肤距离符合要求	8	4	2	0	未确定施灸部位扣4分；部位不准确扣2分；艾条与皮肤距离不合扣2分；最高扣8分

续　表

项目		分值	技术操作要求	评分等级				评分说明
				A	B	C	D	
操作过程	施灸过程	52	三种操作手法，方法正确	12	8	4	0	少一种手法扣4分；距离不符合扣4分
			随时弹去艾灰，灸至局部皮肤出现红晕	8	4	0	0	未弹艾灰扣4分；施灸时间不符扣4分
			观察施灸部位皮肤情况，询问患者感受、舒适度、疼痛情况，根据患者温热感受调整施灸距离。	4	3	2	1	未观察皮肤扣2分；未询问患者感受扣2分
			灸后艾条及时放入小口瓶中灭火	4	2	0	0	施灸后未熄火扣4分；熄灭方法不正确扣2分
			协助患者取舒适体位，整理床单元	4	2	0	0	未安置体位扣2分；未整理床单元扣2分
			观察患者局部皮肤情况，询问患者感受	4	3	2	1	未洗手扣1分；未核对扣1分；未记录时间扣2分
			告知相关注意事项，酌情开窗通风，注意保暖	4	3	2	1	注意事项内容少一项扣1分，最高扣2分，未酌情开窗通风扣2分
			洗手，再次核对	2	1	0	0	未洗手扣1分，未核对扣1分
操作后处置		6	用物按《医疗机构消毒技术规范》处理	2	1	0	0	处置方法不正确扣1分/项，最高扣2分
			洗手	2	0	0	0	未洗手扣2分
			记录	2	1	0	0	未记录扣2分；记录不完全扣1分
评价		6	流程合理、技术熟练、局部皮肤无损伤、询问患者感受	6	4	2	0	一项不合格扣2分，最高扣6分；出现烫伤扣6分
理论提问		10	悬灸的注意事项	5	3	0	0	回答不全面扣2分/题；未答出扣5分/题
			悬灸的三种操作手法	5	3	0	0	
得　分								

第二节　直接灸

概　念

直接灸（又称艾柱灸）是将纯净的艾绒用手指搓捏成大小不等的圆锥型的艾柱，小者麦粒大，中者半个枣核大，大者半个橄榄大，直接或间接地置于腧穴部位或患处，点燃后进行烧灼熏烤的一种治疗方法。艾柱灸又分为化脓灸或非化脓灸。

作　用

同“艾条灸”。

适应证

同“艾条灸”。

禁忌证

同“艾条灸”。

操作要点

（一）评　估

同“艾条灸”。

（二）物品准备

治疗盘、艾柱（绒）、打火机或火柴、镊子、弯盘、凡士林、附子汁、清洁纱布，必要时备屏风、毛毯等。

（三）告　知

1.告知直接灸的作用、目的及操作方法，考虑个体差异，施灸时的灸感、灸量、灸时不同。

2.告知艾绒点燃后有较淡的中药燃烧气味，施灸过程中不可随意更换体位以免引起烫伤。

3.化脓灸前必须征求患者同意方可使用。告知患者一般灸后1周左右，施部位化脓形成灸疮。5～6周，灸疮自行痊愈，结痂脱落后而留下瘢痕。

4.施灸过程中如有不适，及时告知护士。如出现面色苍白、头晕眼花、恶心慌出汗等不适现象，应立即停灸，对症处理。

5.施灸后应较平时多饮温开水，注意保暖，饮食宜清淡。

（四）操作步骤

1.核对医嘱，评估患者，做好解释。

2.备齐用物，携用物至床旁。

3.评估环境，协助患者取合理、舒适体位。

4.遵照医嘱选取施灸部位及穴位，充分暴露施灸部位，注意保护隐私及保暖。

5.施灸前施灸部位涂以少量凡士林，再放上艾柱进行施灸。

6.常用施灸方法：

（1）化脓灸：施灸前先在施灸部位涂以少量凡士林，根据医嘱涂以少量附子汁，将大小适宜的艾柱置于腧穴上，点燃艾柱，每壮艾柱必须燃尽，除去艾灰后再继续，直到规定壮数灸完为止。

（2）非化脓灸：施灸前先在施灸部位涂以少量凡士林，将大小适宜的艾柱置于腧穴上点燃施灸。当艾柱燃剩至2/5或患者感到灼痛时，即可更换新柱再灸。一般灸至局部皮肤红晕而无泡为度。

7.施灸过程中随时询问患者有无不适，观察患者局部皮肤情况，如局部有艾灰，及时用纱布清洁。

8.施灸结束，清洁局部皮肤并观察有无烫伤、破溃。

9.整理床单元，协助患者穿衣，取舒适卧位。酌情开窗通风，注意保暖，避免吹对流风。

10.做好记录并签名，清理、消毒用物。

（五）护理及注意事项

1.同“艾条灸”。

2.根据患者的体质、病情及施灸的部位不同，直接灸的壮数不同。如青年人、腰背、腹部灸的壮数可多，老年人、小儿、胸部四肢等灸的壮数则少。

3.颜面部、心区、大血管部不可化脓灸，并禁灸。

4.非化脓灸时，灸后如局部出现小水疱不必处理，可自行吸收，如水疱过大，消毒局部皮肤后，用无菌注射器抽吸泡液，覆盖消毒敷料。

5.化脓灸后在化脓期或灸后起疱破溃期，均应忌辛辣刺激性食物。

6.化脓灸后如水疱过大，应消毒局部皮肤，用无菌注射器抽吸泡液，剪去泡皮，涂消炎软膏防止感染。创面的无菌脓液不必清理，可自愈。如化脓灸在1周内结痂并自动脱落，愈后一般不留瘢痕；如受损皮肤在半个月以上结痂并自动脱落，愈后可留有永久性瘢痕。如化脓严重则请外科医生会诊处理。

（六）常见问题

同“艾条灸”。

操作流程

仪容仪表 → 仪表端庄、衣帽整洁

↓

核对医嘱 → 双人核对

↓

评估 → 主要症状、病史；对疼痛的耐受程度；患者体质及施灸部位的皮肤情况；病室环境；对施灸操作的接受程度；凝血功能

↓

告知 → 艾灸的作用、简单的操作方法、局部感觉、可能出现的意外及处理措施，并取得患者配合

↓

物品准备 → 治疗盘、艾柱（绒）、打火机或火柴、镊子、弯盘、凡士林、附子汁、清洁纱布，必要时备屏风、毛毯等

↓

患者准备 → 取合理、舒适体位，暴露施灸部位，注意保暖

↓

施灸 → 再次核对患者进行施灸，根据艾灸操作方法、手法要求进行操作

↓

观察及询问 → 观察患者局部皮肤情况，询问患者有无不适，发现异常立即停止操作，通知医生

↓

告知 → 局部皮肤出现红晕属于正常现象，施灸前后多饮温开水，注意保暖，饮食宜清淡

↓

整理 → 协助患者整理衣着，取舒适卧位，整理床单元。处理用物

↓

记录 → 施灸时间、部位、方法及患者皮肤情况

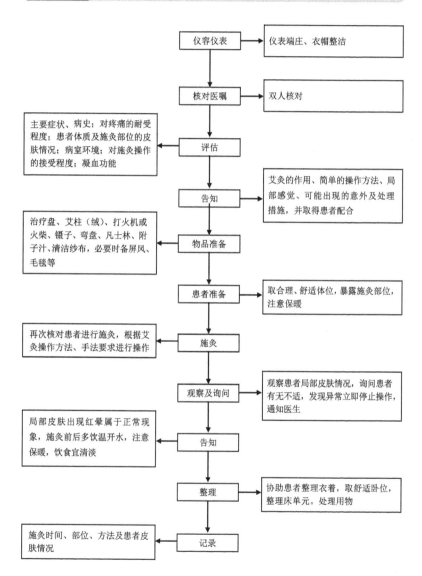

操作考核评分标准

项目		分值	技术操作要求	评分等级				评分说明
				A	B	C	D	
仪表		2	仪表端庄、洗手、戴口罩，携带表	2	1	0	0	一项未完成扣1分
核对		2	核对医嘱	2	1	0	0	未核对扣2分；内容不全面扣1分
评估		7	临床症状、既往史、凝血功能、是否处于妊娠或月经期	4	3	2	1	一项未完成扣1分
			施灸部位皮肤情况、对热、气味及疼痛的耐受程度	3	2	1	0	一项未完成扣1分
告知		3	解释作用、简单的操作方法、局部感受，取得患者配合	3	2	1	0	一项未完成扣1分
用物准备		5	洗手，戴口罩	2	1	0	0	未洗手扣1分；未戴口罩扣1分
			备齐并检查用物	3	2	1	0	少备一项扣1分；未检查一项扣1分，最高扣3分
环境与患者准备		7	病室整洁、温湿度适宜，保护隐私	3	2	1	0	一项未完成扣1分，最高扣3分
			协助患者取舒适体位，充分暴露施灸部位，注意保暖	4	3	2	1	未进行体位摆放扣2分；体位不舒适扣1分；未充分暴露施灸部位扣1分
操作过程	施灸过程	52	核对医嘱	2	1	0	0	未核对扣2分；内容不全面扣1分
			确认施灸部位，先在施灸部位涂以少量凡士林，将大小适宜的艾柱置于腧穴上点燃的方法	8	4	2	0	未确定施灸部位扣4分；部位不准确扣2分；艾柱大小不适宜扣2分；最高扣8分
			两种操作手法，方法正确	12	8	4	0	少一种手法扣4分；方法不正确扣4分

续 表

项目		分值	技术操作要求	评分等级				评分说明
				A	B	C	D	
操作过程	施灸过程	52	过程中观察施灸部位皮肤情况，询问患者感受、舒适度、疼痛情况	8	4	0	0	未观察皮肤扣2分；未询问患者感受扣2分
			化脓灸，每壮艾柱必须燃尽除去艾灰后再继续，直到规定壮数灸完为止。非化脓灸当艾柱燃至剩2/5或患者感到灼痛时，即可更换新柱再灸。一般灸至局部皮肤红晕而无泡为度	8	5	2	1	艾绒未燃尽扣4分；壮数不符扣4分
			协助患者取舒适体位，整理床单元	4	2	0	0	未安置体位扣2分；未整理床单元扣2分
			观察患者局部皮肤情况，询问患者感受	4	3	2	1	未洗手扣1分；未核对扣1分；未记录时间扣2分
			告知相关注意事项，酌情开窗通风，注意保暖	4	3	2	1	注意事项内容少一项扣1分，最高扣2分，未酌情开窗通风扣2分
			洗手，再次核对	2	1	0	0	未洗手扣1分，未核对扣1分
操作后处置		6	用物按《医疗机构消毒技术规范》处理	2	1	0	0	处置方法不正确扣1分/项，最高扣2分
			洗手	2	0	0	0	未洗手扣2分
			记录	2	1	0	0	未记录扣2分；记录不完全扣1分
评价		6	流程合理、技术熟练、局部皮肤无损伤、询问患者感受	6	4	2	0	一项不合格扣2分，最高扣6分；出现烫伤扣6分
理论提问		10	直接灸的禁忌证	5	3	0	0	回答不全面扣2分/题；未答出扣5分/题
			直接灸的两种操作手法	5	3	0	0	
得　分								

第三节　隔物灸

概　念

隔物灸，又称间隔灸，是利用药物或其他材料将艾柱与施灸部位皮肤隔开，借间隔物的药力和艾柱的特性发挥协同作用以达到治疗效果的一种艾灸方法。临床上常用的有隔姜灸、隔盐灸、隔蒜灸、隔附子饼灸等。

作　用

1.隔姜灸具有温通经络、祛湿散寒、温中止吐、温补脾肾的功效。

2.隔蒜灸具有祛湿散寒、消肿散结、解毒止痛的功效。

3.隔盐灸具有温阳补气、培肾固本、清热利湿、泻火解毒、回阳救逆的功效。

4.隔附子饼灸具有温肾补阳、消坚破结的功效。

适应证

1.隔姜灸适用于缓解因虚寒所致的呕吐、腹泻、胃脘痛、肢体麻木酸痛、痿软无力及阳痿、不孕不育、尿失禁等。

2.隔蒜灸适用于瘰疬、肺结核及缓解急性化脓性疾病所致肌肤浅表部位的红、肿、热、痛，如疖、痈等。

3.隔盐灸适用于缓解急性虚寒性腹痛、腰酸、四肢厥冷、小便不利虚脱等。

4.隔附子灸适用于治疗命门火衰而致的阳痿、早泄、疮疡久溃不敛，以及虚寒性疾病所致的腰膝冷痛、指端麻木、下腹疼痛等。

禁忌证

同“艾条灸”。

操作要点

（一）评　估

1.病室环境及温湿度。

2.当前主要症状、既往史、凝血功能、过敏史及患者体质。

3.患者的二便情况，女性是否处于妊娠期或月经期。

4.施灸部位皮肤情况，对热、气味及疼痛的耐受程度及接受程度。

5.用火安全。

（二）物品准备

治疗盘、艾柱（绒）、打火机或火柴、镊子、弯盘、间隔物、广口瓶、清洁纱布，必要时备屏风、毛毯等。

（三）告　知

1.告知隔物灸的作用、目的及操作方法，考虑个体差异，施灸时的灸感、灸量、灸时不同。

2.告知艾绒点燃后有较淡的中药燃烧气味，施灸过程中不可随意更换体位，以免引起烫伤。

3.施灸过程中如有不适，及时告知护士。如出现面色苍白、头晕眼花、恶心、心慌出汗等不适现象，应立即停灸，对症处理。

4.施灸注意保暖，如出现轻微咽喉干燥、大便秘结等现象，指导患者较平时多饮水，饮食宜清淡，多食粗纤维食物。

（四）操作步骤

1.核对医嘱，评估患者，做好解释。

2.备齐用物，携用物至床旁。

3.评估环境，协助患者取合理、舒适体位。

4.遵照医嘱选取施灸部位及穴位，充分暴露施灸部位，注意保护隐私及保暖。

5.在施灸部位放置间隔物点燃艾柱，进行施灸。

6.常用施灸方法如下。

（1）隔姜灸：取直径2～3cm，厚0.2～0.3cm的薄姜片，在其上用针点刺数孔，置于应灸腧穴部位或患处，再将艾柱放置在姜片上，从顶端点燃艾柱，待燃尽时接续一个艾柱，一般灸5～10壮。灸至皮肤潮红而不起泡为度。

（2）隔蒜灸：取厚度0.2～0.3cm的蒜片，在其上用针点刺数孔，将艾柱放置在蒜片上，从顶端点燃艾柱，待燃尽时接续一个艾柱，一般灸5～7壮。灸至皮肤潮红而不起泡为度。

（3）隔盐灸：用于神阙穴灸，用干燥的食盐填平肚脐，上放艾柱，从顶端点燃艾柱，待燃尽时接续一个艾柱，一般灸3～9壮。

（4）隔附子饼灸：取底面直径约2cm、厚度0.2～0.5cm的附子饼，用针刺数孔，将艾柱放置在药饼上，从顶端点燃艾柱，待燃尽时接续一个艾柱，一般灸5～7壮。

7.施灸过程中随时询问患者有无不适，观察患者局部皮肤情况，如局部有艾灰，及时用纱布清洁。

8.施灸结束，清洁局部皮肤并观察有无烫伤、破溃。

9.整理床单元，协助患者穿衣，取舒适卧位。酌情开窗通风，注意保暖，避免吹对流风。

10.做好记录并签名，清理、消毒用物。

（五）**护理及注意事项**

同“艾条灸”

（六）**常见问题**

同“艾条灸”。

操作流程

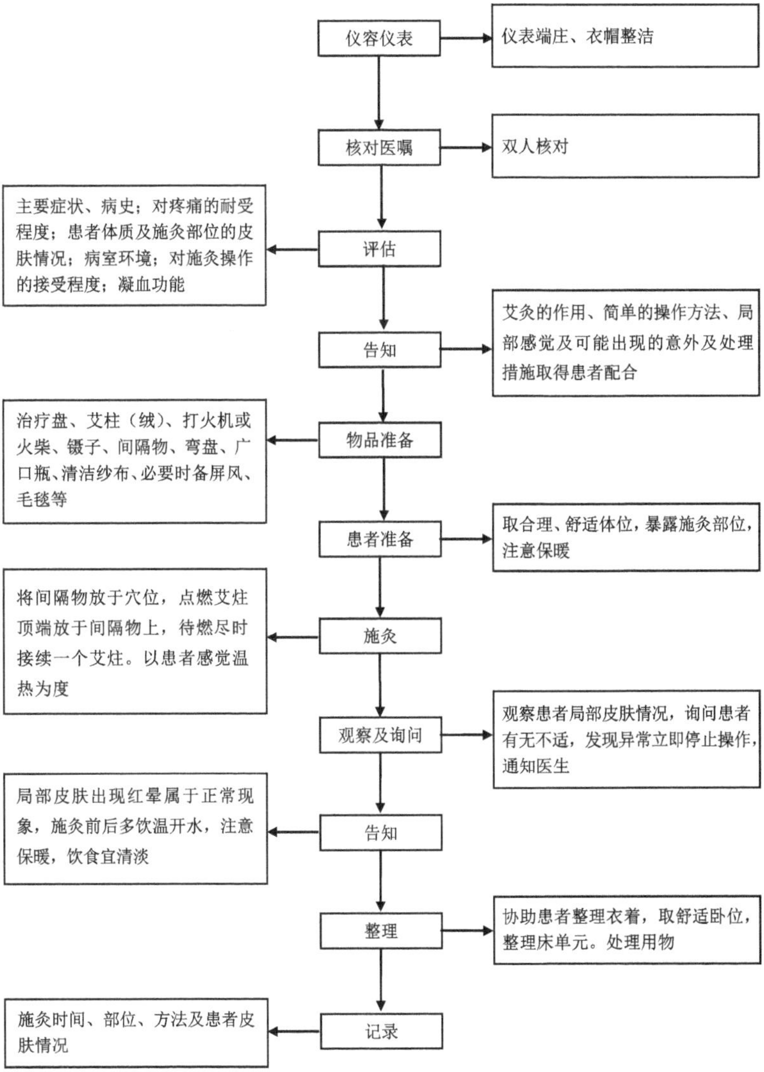
仪容仪表
仪表端庄、衣帽整洁
核对医嘱
双人核对
评估
主要症状、病史；对疼痛的耐受程度；患者体质及施灸部位的皮肤情况；病室环境；对施灸操作的接受程度；凝血功能
告知
艾灸的作用、简单的操作方法、局部感觉及可能出现的意外及处理措施取得患者配合
物品准备
治疗盘、艾柱（绒）、打火机或火柴、镊子、间隔物、弯盘、广口瓶、清洁纱布、必要时备屏风、毛毯等
患者准备
取合理、舒适体位，暴露施灸部位，注意保暖
施灸
将间隔物放于穴位，点燃艾炷顶端放于间隔物上，待燃尽时接续一个艾炷。以患者感觉温热为度
观察及询问
观察患者局部皮肤情况，询问患者有无不适，发现异常立即停止操作，通知医生
告知
局部皮肤出现红晕属于正常现象，施灸前后多饮温开水，注意保暖，饮食宜清淡
整理
协助患者整理衣着，取舒适卧位，整理床单元。处理用物
记录
施灸时间、部位、方法及患者皮肤情况

操作考核评分标准

项目		分值	技术操作要求	评分等级				评分说明
				A	B	C	D	
仪表		2	仪表端庄、洗手、戴口罩，携带表	2	1	0	0	一项未完成扣1分
核对		2	核对医嘱	2	1	0	0	未核对扣2分；内容不全面扣1分
评估		7	临床症状、既往史、凝血功能、是否处于妊娠或月经期	4	3	2	1	一项未完成扣1分
			施灸部位皮肤情况、对热、气味及疼痛的耐受程度	3	2	1	0	一项未完成扣1分
告知		3	解释作用、简单的操作方法、局部感受，取得患者配合	3	2	1	0	一项未完成扣1分
用物准备		5	洗手，戴口罩	2	1	0	0	未洗手扣1分；未戴口罩扣1分
			备齐并检查用物	3	2	1	0	少备一项扣1分；未检查一项扣1分，最高扣3分
环境与患者准备		7	病室整洁、温湿度适宜，保护隐私	3	2	1	0	一项未完成扣1分，最高扣3分
			协助患者取舒适体位，充分暴露施灸部位，注意保暖	4	3	2	1	未进行体位摆放扣2分；体位不舒适扣1分；未充分暴露施灸部位扣1分
操作过程	施灸过程	52	核对医嘱	2	1	0	0	未核对扣2分；内容不全面扣1分
			确认施灸部位，将大小适宜的间隔物点刺数个小孔，再将艾柱放上点燃燃尽	8	4	2	0	未确定施灸部位扣4分；部位不准确扣2分；艾柱大小不适宜扣2分；最高扣8分

续　表

项目		分值	技术操作要求	评分等级				评分说明
				A	B	C	D	
操作过程	施灸过程	52	四种操作手法，方法正确	12	8	4	0	少一种手法扣4分；方法不正确扣4分
			过程中观察施灸部位皮肤情况，询问患者感受、舒适度、疼痛情况	8	4	0	0	未观察皮肤扣2分；未询问患者感受扣2分
			艾炷应燃尽再更换至局部皮肤潮红而不起泡，施灸时间合理	8	5	2	1	艾绒未燃尽扣4分；壮数不符扣4分
			灸后艾炷彻底熄灭，协助患者取舒适体位，整理床单元	4	2	0	0	未安置体位扣2分；未整理床单元扣2分
			观察患者局部皮肤情况，询问患者感受	4	3	2	1	未洗手扣1分；未核对扣1分；未记录时间扣2分
			告知相关注意事项，酌情开窗通风，注意保暖	4	3	2	1	注意事项内容少一项扣1分，最高扣2分，未酌情开窗通风扣2分
			洗手，再次核对	2	1	0	0	未洗手扣1分，未核对扣1分
操作后处置		6	用物按《医疗机构消毒技术规范》处理	2	1	0	0	处置方法不正确扣1分/项，最高扣2分
			洗手	2	0	0	0	未洗手扣2分
			记录	2	1	0	0	未记录扣2分；记录不完全扣1分
评价		6	流程合理、技术熟练、局部皮肤无损伤、询问患者感受	6	4	2	0	一项不合格扣2分，最高扣6分；出现烫伤扣6分
理论提问		10	隔物灸的禁忌证	5	3	0	0	回答不全面扣2分/题；未答出扣5分/题
			隔物灸的注意事项以及四种操作手法	5	3	0	0	
得　分								

第四节　温灸器灸

概　念

温灸器灸法又称艾箱灸或艾盒灸，即专门用于施灸的器具进行灸疗的方法。先将艾绒或艾段放入温灸器内，再置于患者需灸部位施灸的疗法。

作　用

同“艾条灸”。

适应证

同“艾条灸”。

禁忌证

同“艾条灸”。

操作要点

（一）评　估

1.病室环境及温湿度。

2.当前主要症状、既往史、凝血功能、过敏史及患者体质。

3.患者的二便情况，女性是否处于妊娠期或月经期。

4.施灸部位皮肤情况及对热、气味及疼痛的耐受程度及接受程度。

5.用火安全。

（二）物品准备

治疗盘、艾柱（绒）、打火机或火柴、镊子、温灸器，必要时备屏风、毛毯等。

（三）告　知

同“艾条灸”。

（四）操作步骤

1.核对医嘱，评估患者，做好解释。

2.备齐用物，携用物至床旁。

3.评估环境，协助患者取合理、舒适体位。

4.遵照医嘱选取施灸部位及穴位，充分暴露施灸部位，注意保护隐私及保暖。

5.将艾绒或艾段放入温灸器内，再置于患者需灸部位进行施灸。做好必要的温灸器和施灸部位的固定工作。

6.施灸过程中随时询问患者有无不适，观察患者局部皮肤情况，如局部有艾灰，及时用纱布清洁。

7.施灸结束，打开温灸器盒盖，将剩下的艾段安全熄灭。注意防火。清洁局部皮肤并观察有无烫伤、破溃。

9.整理床单元，协助患者穿衣，取舒适卧位。酌情开窗通风，注意保暖，避免吹对流风。

10.做好记录并签名，清理、消毒用物。

（五）护理及注意事项

同“艾条灸”。

（六）常见问题

同“艾条灸”。

操作流程

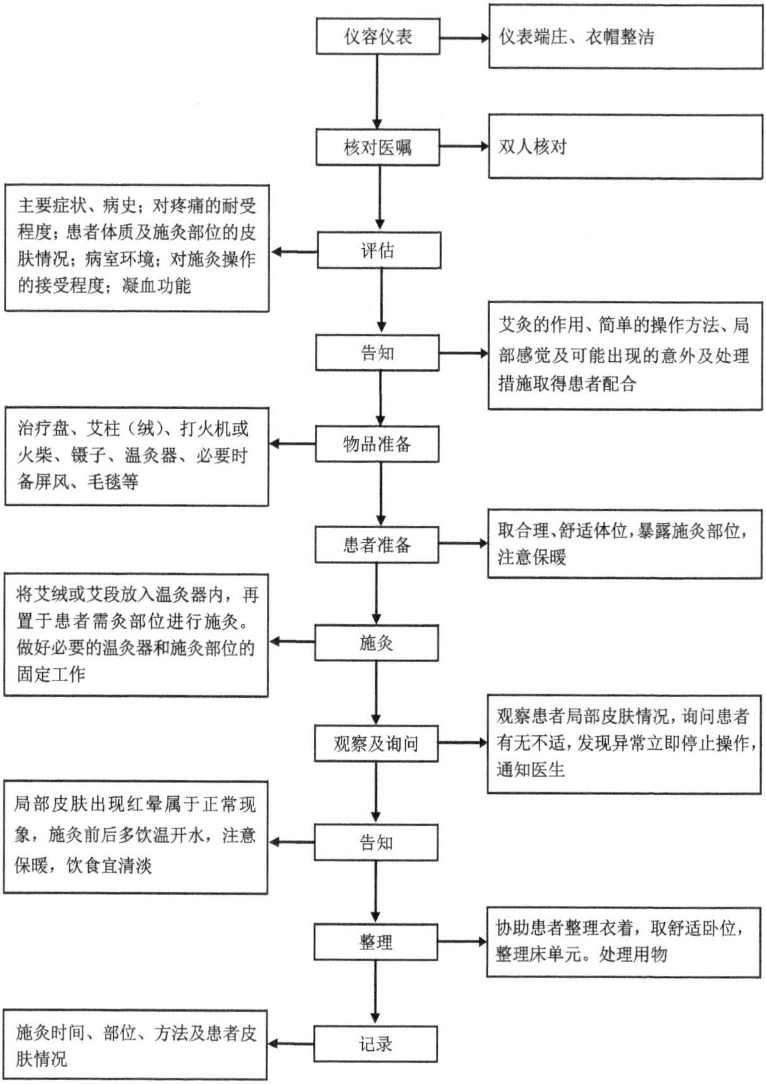
仪容仪表
仪表端庄、衣帽整洁
核对医嘱
双人核对
评估
主要症状、病史；对疼痛的耐受程度；患者体质及施灸部位的皮肤情况；病室环境；对施灸操作的接受程度；凝血功能
告知
艾灸的作用、简单的操作方法、局部感觉及可能出现的意外及处理措施取得患者配合
物品准备
治疗盘、艾柱（绒）、打火机或火柴、镊子、温灸器、必要时备屏风、毛毯等
患者准备
取合理、舒适体位，暴露施灸部位，注意保暖
施灸
将艾绒或艾段放入温灸器内，再置于患者需灸部位进行施灸。做好必要的温灸器和施灸部位的固定工作
观察及询问
观察患者局部皮肤情况，询问患者有无不适，发现异常立即停止操作，通知医生
告知
局部皮肤出现红晕属于正常现象，施灸前后多饮温开水，注意保暖，饮食宜清淡
整理
协助患者整理衣着，取舒适卧位，整理床单元。处理用物
记录
施灸时间、部位、方法及患者皮肤情况

操作考核评分标准

项目		分值	技术操作要求	评分等级				评分说明
				A	B	C	D	
仪表		2	仪表端庄、洗手、戴口罩，携带表	2	1	0	0	一项未完成扣 1 分
核对		2	核对医嘱	2	1	0	0	未核对扣 2 分；内容不全面扣 1 分
评估		7	临床症状、既往史、凝血功能、是否处于妊娠或月经期	4	3	2	1	一项未完成扣 1 分
			施灸部位皮肤情况、对热、气味及疼痛的耐受程度	3	2	1	0	一项未完成扣 1 分
告知		3	解释作用、简单的操作方法、局部感受，取得患者配合	3	2	1	0	一项未完成扣 1 分
用物准备		5	洗手，戴口罩	2	1	0	0	未洗手扣 1 分；未戴口罩扣 1 分
			备齐并检查用物	5	3	1	0	少备一项扣 1 分；未检查一项扣 1 分，最高扣 3 分
环境与患者准备		7	病室整洁、温湿度适宜，保护隐私	3	2	1	0	一项未完成扣 1 分，最高扣 3 分
			协助患者取舒适体位，充分暴露施灸部位，注意保暖	4	3	2	1	未进行体位摆放扣 2 分；体位不舒适扣 1 分；未充分暴露施灸部位扣 1 分
操作过程	施灸过程	52	核对医嘱	4	2	0	0	未核对扣 2 分；内容不全面扣 1 分
			确认施灸部位，将艾绒或艾段放入温灸器内，再置于患者需灸部位进行施灸	12	8	5	2	未确定施灸部位扣 4 分；部位不准确扣 2 分；艾柱大小不适宜扣 2 分；最高扣 8 分

续 表

项目		分值	技术操作要求	评分等级				评分说明
				A	B	C	D	
操作过程	施灸过程	52	做好必要的温灸器和施灸部位的固定工作	4	2	1	0	未固定扣4分；方法不正确扣4分
			过程中观察施灸部位皮肤情况，询问患者感受、舒适度、疼痛情况	8	4	0	0	未观察皮肤扣2分；未询问患者感受扣2分
			施灸完毕，打开温灸器盒盖，将剩下的艾段完全熄灭	8	5	2	1	艾绒未熄灭扣4分；施灸时间不符扣4分
			灸后艾炷彻底熄灭，协助患者取舒适体位，整理床单元	4	2	0	0	未安置体位扣2分；未整理床单元扣2分
			观察患者局部皮肤情况，询问患者感受	4	3	2	1	未洗手扣1分；未核对扣1分；未记录时间扣2分
			告知相关注意事项，酌情开窗通风，注意保暖	4	3	2	1	注意事项内容少一项扣1分，最高扣2分，未酌情开窗通风扣2分
			洗手，再次核对	2	1	0	0	未洗手扣1分，未核对扣1分
操作后处置		6	用物按《医疗机构消毒技术规范》处理	2	1	0	0	处置方法不正确扣1分/项，最高扣2分
			洗手	2	0	0	0	未洗手扣2分
			记录	2	1	0	0	未记录扣2分；记录不完全扣1分
评价		6	流程合理、技术熟练、局部皮肤无损伤、询问患者感受	6	4	2	0	一项不合格扣2分，最高扣6分；出现烫伤扣6分
理论提问		10	温灸器灸法的禁忌证	5	3	0	0	回答不全面扣2分/题；未答出扣5分/题
			温灸器灸法的注意事项	5	3	0	0	
得分								

第五节　电子灸

概　念

电子灸是以传统中医理论基础为指导，运用现代物理温控技术实现灸疗功能，利用集热、磁、远红外、艾绒等于一身的疗灸设备，调整经络脏腑功能和气血运行，从而达到治疗效果的一种艾灸方法。电子灸具有操作智能、可控温控时、无烟、无火、定向导入、透皮吸收、多穴同灸等优点。

作　用

同“艾条灸”。

适应证

同“艾条灸”。

禁忌证

同“艾条灸”。

操作要点

（一）评　估

1.病室环境及温湿度。

2.当前主要症状、既往史、凝血功能、过敏史及患者体质。

3.患者的二便情况，女性是否处于妊娠期或月经期。

4.施灸部位皮肤情况及对热耐受程度及接受程度。

（二）物品准备

治疗盘、电子灸治疗仪、灸片、治疗仪固定带、清洁纱布，必要时备屏风、毛毯等。

（三）告　知

1.告知电子灸的作用、目的及操作方法，考虑个体差异，施灸时的灸感、灸量、灸时及电子灸温度不同。

2.告知施灸过程中不可随意更换体位，以免接头脱落、移位影响疗效。

3.施灸过程中如有不适，及时告知护士。如出现面色苍白、头晕眼花、恶心、心慌出汗等不适现象，应立即停灸，对症处理。

4.施灸注意保暖，如出现轻微咽喉干燥、大便秘结等现象，指导患者较平时多饮水，饮食宜清淡，多食粗纤维食物。

（四）操作步骤

1.核对医嘱，评估患者，做好解释。

2.备齐用物，携用物至床旁。

3.评估环境，协助患者取合理、舒适体位。

4.遵照医嘱选取施灸部位及穴位，充分暴露施灸部位，注意保护隐私及保暖。

5.清洁皮肤后，准确定位，并用治疗仪固定带固定灸片。

6.合理调节温度，首次施灸，一般45～52℃，应用10分钟后根据病人感受再次进行温度调节，最终确定施灸温度。

7.施灸过程中随时询问患者有无不适，观察患者局部皮肤情况。

8.施灸结束，清洁局部皮肤并观察有无烫伤、破溃。

9.整理床单元，协助患者穿衣，取舒适卧位。酌情开窗通风，注意保暖，避免吹对流风。

10.做好记录并签名，清理、消毒用物。

（五）护理及注意事项

同“艾条灸”。

（六）常见问题

同“艾条灸”。

操作流程

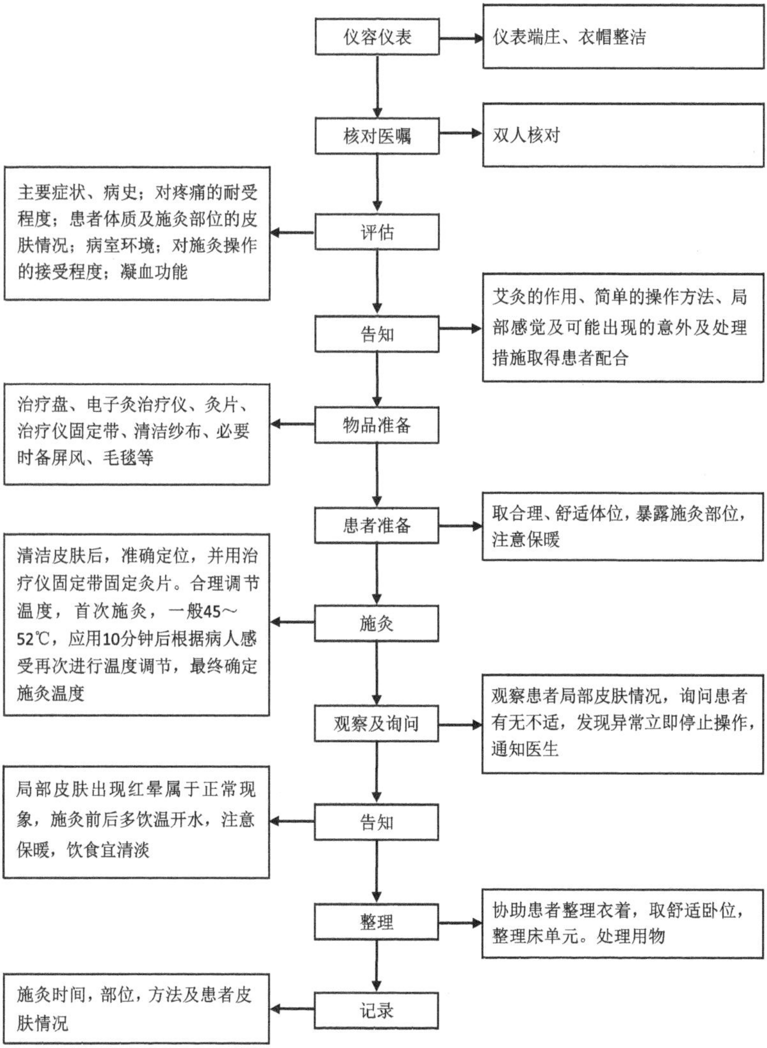
仪容仪表
仪表端庄、衣帽整洁
核对医嘱
双人核对
评估
主要症状、病史；对疼痛的耐受程度；患者体质及施灸部位的皮肤情况；病室环境；对施灸操作的接受程度；凝血功能
告知
艾灸的作用、简单的操作方法、局部感觉及可能出现的意外及处理措施取得患者配合
物品准备
治疗盘、电子灸治疗仪、灸片、治疗仪固定带、清洁纱布、必要时备屏风、毛毯等
患者准备
取合理、舒适体位，暴露施灸部位，注意保暖
施灸
清洁皮肤后，准确定位，并用治疗仪固定带固定灸片。合理调节温度，首次施灸，一般45～52℃，应用10分钟后根据病人感受再次进行温度调节，最终确定施灸温度
观察及询问
观察患者局部皮肤情况，询问患者有无不适，发现异常立即停止操作，通知医生
告知
局部皮肤出现红晕属于正常现象，施灸前后多饮温开水，注意保暖，饮食宜清淡
整理
协助患者整理衣着，取舒适卧位，整理床单元。处理用物
记录
施灸时间，部位，方法及患者皮肤情况

操作考核评分标准

项目		分值	技术操作要求	评分等级				评分说明
				A	B	C	D	
仪表		2	仪表端庄、洗手、戴口罩，携带表	2	1	0	0	一项未完成扣1分
核对		2	核对医嘱	2	1	0	0	未核对扣2分；内容不全面扣1分
评估		7	临床症状、既往史、凝血功能、是否处于妊娠或月经期	4	3	2	1	一项未完成扣1分
			施灸部位皮肤情况、对热、气味及疼痛的耐受程度	3	2	1	0	一项未完成扣1分
告知		3	解释作用、简单的操作方法、局部感受，取得患者配合	3	2	1	0	一项未完成扣1分
用物准备		5	洗手，戴口罩	2	1	0	0	未洗手扣1分；未戴口罩扣1分
			备齐并检查用物	3	2	1	0	少备一项扣1分；未检查一项扣1分，最高扣3分
环境与患者准备		7	病室整洁、温湿度适宜，保护隐私	3	2	1	0	一项未完成扣1分，最高扣3分
			协助患者取舒适体位，充分暴露施灸部位，注意保暖	4	3	2	1	未进行体位摆放扣2分；体位不舒适扣1分；未充分暴露施灸部位扣1分
操作过程	施灸过程	52	核对医嘱	2	1	0	0	未核对扣2分；内容不全面扣1分
			清洁皮肤后，准确定位，并用治疗仪固定带固定灸片	16	12	5	0	未确定施灸部位扣4分；部位不准确扣4分

续 表

项目		分值	技术操作要求	评分等级				评分说明
				A	B	C	D	
操作过程	施灸过程	52	合理调节温度，首次施灸，一般 45 ～ 52℃，应用 10 分钟后根据病人感受再次进行温度调节，最终确定施灸温度	12	5	3	1	时间调整不符扣 4 分；方法不正确扣 4 分
			过程中观察施灸部位皮肤情况，询问患者感受、舒适度、疼痛情况	8	4	0	0	未观察皮肤扣 2 分；未询问患者感受扣 2 分
			施灸完毕，协助患者取舒适体位，整理床单元	4	2	0	0	未安置体位扣 2 分；未整理床单元扣 2 分
			观察患者局部皮肤情况，询问患者感受	4	3	2	1	未洗手扣 1 分；未核对扣 1 分；未记录时间扣 2 分
			告知相关注意事项，酌情开窗通风，注意保暖	4	3	2	1	注意事项内容少一项扣 1 分，最高扣 2 分，未酌情开窗通风扣 2 分
			洗手，再次核对	2	1	0	0	未洗手扣 1 分，未核对扣 1 分
操作后处置		6	用物按《医疗机构消毒技术规范》处理	2	1	0	0	处置方法不正确扣 1 分 / 项，最高扣 2 分
			洗手	2	0	0	0	未洗手扣 2 分
			记录	2	1	0	0	未记录扣 2 分；记录不完全扣 1 分
评价		6	流程合理、技术熟练、局部皮肤无损伤、询问患者感受	6	4	2	0	一项不合格扣 2 分，最高扣 6 分；出现烫伤扣 6 分
理论提问		10	电子灸的适应证	5	3	0	0	回答不全面扣 2 分 / 题；未答出扣 5 分 / 题
			电子灸的注意事项	5	3	0	0	
得　分								

第六节　麦粒灸

概　念

麦粒灸属于艾灸疗法中小艾柱灸的范围，是将如麦粒样大小的艾柱，置于身体的特殊敏感点或相应穴位上直接点燃施灸，达到防治疾病、改善症状的一种艾灸方法。

作　用

1.益气培元，扶正祛邪。

2.消瘀散结，温经散寒。

适应证

同“艾条灸”。

禁忌证

同“艾条灸”。

操作要点

（一）评　估

1.病室环境及温湿度。

2.当前主要症状、既往史、凝血功能、过敏史及患者体质。

3.患者的二便情况，女性是否处于妊娠期或月经期。

4.施灸部位皮肤情况及对热、气味及疼痛的耐受程度及接受程度。

5.用火安全。

（二）物品准备

治疗盘、艾柱（麦粒灸）、打火机或火柴、镊子、弯盘（内盛少量水）、凡士林、线香、清洁纱布，必要时备屏风、毛毯等。

（三）告　知

1.告知麦粒灸的作用、目的及操作方法，考虑个体差异，施灸时的灸感、灸量、灸时不同。

2.告知艾绒点燃后有较淡的中药燃烧气味，施灸过程中不可随意更换体位，以免引起烫伤。

3.施灸过程中如有不适，及时告知护士。如出现面色苍白、头晕眼花、恶心、心慌出汗等不适现象，应立即停灸，对症处理。

4.施灸注意保暖，如出现轻微咽喉干燥、大便秘结等现象，指导患者较平时多饮水，饮食宜清淡，多食粗纤维食物。

（四）操作步骤

1.核对医嘱，评估患者，做好解释。

2.备齐用物，携用物至床旁。

3.评估环境，协助患者取合理、舒适体位。

4.遵照医嘱选取施灸部位及穴位，充分暴露施灸部位，注意保护隐私及保暖。

5.清洁局部皮肤，施灸部位均匀涂抹凡士林，再用镊子夹取麦粒样大小的艾粒置于施灸部位上。

6.用线香点燃艾粒，当艾粒燃至剩余1/5 ～ 2/5时，用镊子夹去艾粒，及时更换下一壮，根据病情及医嘱选择施灸壮数。

7.施灸过程中随时询问患者有无不适，观察患者局部皮肤情况，如局部有艾灰，及时用纱布清洁。

8.施灸结束，彻底熄灭艾粒，清洁局部皮肤并观察有无烫伤、破溃。

9.整理床单元，协助患者穿衣，取舒适卧位。酌情开窗通风，注意保暖，避免吹对流风。

10.做好记录并签名，清理、消毒用物。

（五）护理及注意事项

同“艾条灸”。

（六）常见问题

同“艾条灸”。

操作流程

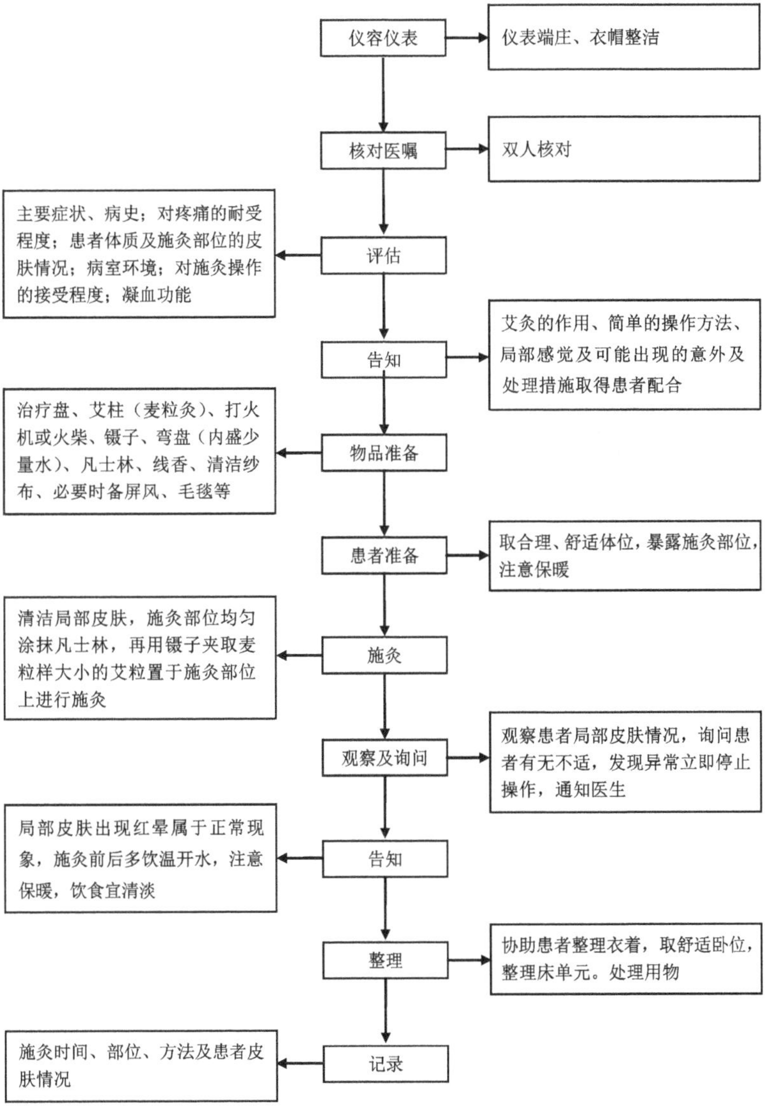
仪容仪表
仪表端庄、衣帽整洁
核对医嘱
双人核对
评估
主要症状、病史；对疼痛的耐受程度；患者体质及施灸部位的皮肤情况；病室环境；对施灸操作的接受程度；凝血功能
告知
艾灸的作用、简单的操作方法、局部感觉及可能出现的意外及处理措施取得患者配合
物品准备
治疗盘、艾柱（麦粒灸）、打火机或火柴、镊子、弯盘（内盛少量水）、凡士林、线香、清洁纱布、必要时备屏风、毛毯等
患者准备
取合理、舒适体位，暴露施灸部位，注意保暖
施灸
清洁局部皮肤，施灸部位均匀涂抹凡士林，再用镊子夹取麦粒样大小的艾粒置于施灸部位上进行施灸
观察及询问
观察患者局部皮肤情况，询问患者有无不适，发现异常立即停止操作，通知医生
告知
局部皮肤出现红晕属于正常现象，施灸前后多饮温开水，注意保暖，饮食宜清淡
整理
协助患者整理衣着，取舒适卧位，整理床单元。处理用物
记录
施灸时间、部位、方法及患者皮肤情况

操作考核评分标准

<table>
<tr><th colspan="2" rowspan="2">项目</th><th rowspan="2">分值</th><th rowspan="2">技术操作要求</th><th colspan="4">评分等级</th><th rowspan="2">评分说明</th></tr>
<tr><th>A</th><th>B</th><th>C</th><th>D</th></tr>
<tr><td colspan="2">仪表</td><td>2</td><td>仪表端庄、洗手、戴口罩，携带表</td><td>2</td><td>1</td><td>0</td><td>0</td><td>一项未完成扣1分</td></tr>
<tr><td colspan="2">核对</td><td>2</td><td>核对医嘱</td><td>2</td><td>1</td><td>0</td><td>0</td><td>未核对扣2分；内容不全面扣1分</td></tr>
<tr><td colspan="2" rowspan="2">评估</td><td rowspan="2">7</td><td>临床症状、既往史、凝血功能、是否处于妊娠或月经期</td><td>4</td><td>3</td><td>2</td><td>1</td><td>一项未完成扣1分</td></tr>
<tr><td>施灸部位皮肤情况、对热、气味及疼痛的耐受程度</td><td>3</td><td>2</td><td>1</td><td>0</td><td>一项未完成扣1分</td></tr>
<tr><td colspan="2">告知</td><td>3</td><td>解释作用、简单的操作方法、局部感受，取得患者配合</td><td>3</td><td>2</td><td>1</td><td>0</td><td>一项未完成扣1分</td></tr>
<tr><td colspan="2" rowspan="2">用物准备</td><td rowspan="2">5</td><td>洗手，戴口罩</td><td>2</td><td>1</td><td>0</td><td>0</td><td>未洗手扣1分；未戴口罩扣1分</td></tr>
<tr><td>备齐并检查用物</td><td>3</td><td>2</td><td>1</td><td>0</td><td>少备一项扣1分；未检查一项扣1分，最高扣3分</td></tr>
<tr><td colspan="2" rowspan="2">环境与患者准备</td><td rowspan="2">7</td><td>病室整洁、温湿度适宜，保护隐私</td><td>3</td><td>2</td><td>1</td><td>0</td><td>一项未完成扣1分，最高扣3分</td></tr>
<tr><td>协助患者取舒适体位，充分暴露施灸部位，注意保暖</td><td>4</td><td>3</td><td>2</td><td>1</td><td>未进行体位摆放扣2分；体位不舒适扣1分；未充分暴露施灸部位扣1分</td></tr>
<tr><td rowspan="3">操作过程</td><td rowspan="3">施灸过程</td><td rowspan="3">52</td><td>核对医嘱</td><td>2</td><td>1</td><td>0</td><td>0</td><td>未核对扣2分；内容不全面扣1分</td></tr>
<tr><td>清洁局部皮肤，施灸部位均匀涂抹凡士林，再用镊子夹取麦粒样大小的艾粒置于施灸部位上</td><td>12</td><td>8</td><td>4</td><td>0</td><td>未确定施灸部位扣4分；部位不准确扣2分；艾柱大小不适宜扣2分；最高扣8分</td></tr>
<tr><td>用线香点燃艾粒，施灸</td><td>6</td><td>3</td><td>2</td><td>0</td><td>方法不正确扣4分</td></tr>
</table>

续　表

项目		分值	技术操作要求	评分等级				评分说明
				A	B	C	D	
操作过程	施灸过程	52	过程中观察施灸部位皮肤情况，询问患者感受、舒适度、疼痛情况。	8	4	0	0	未观察皮肤扣2分；未询问患者感受扣2分
			当艾粒燃至剩余1/5～2/5时，用镊子夹去艾粒，及时更换下一壮，根据病情及医嘱选择施灸壮数	10	6	2	1	艾粒更换不符扣4分；壮数不符扣4分
			灸后彻底熄灭艾粒，协助患者取舒适体位，整理床单元	4	2	0	0	未安置体位扣2分；未整理床单元扣2分
			观察患者局部皮肤情况，询问患者感受	4	3	2	1	未洗手扣1分；未核对扣1分；未记录时间扣2分
			告知相关注意事项，酌情开窗通风，注意保暖	4	3	2	1	注意事项内容少一项扣1分，最高扣2分，未酌情开窗通风扣2分
			洗手，再次核对	2	1	0	0	未洗手扣1分，未核对扣1分
操作后处置		6	用物按《医疗机构消毒技术规范》处理	2	1	0	0	处置方法不正确扣1分/项，最高扣2分
			洗手	2	0	0	0	未洗手扣2分
			记录	2	1	0	0	未记录扣2分；记录不完全扣1分
评价		6	流程合理、技术熟练、局部皮肤无损伤、询问患者感受	6	4	2	0	一项不合格扣2分，最高扣6分；出现烫伤扣6分
理论提问		10	麦粒灸的适应证	5	3	0	0	回答不全面扣2分/题；未答出扣5分/题
			麦粒灸的注意事项	5	3	0	0	
得　分								

第七节 督脉灸

概 念

督脉灸，又称“长蛇灸”“铺灸”，属于隔物灸的一种，是在督脉的脊柱段施以隔药、隔姜、隔蒜等隔物灸。利用艾绒燃烧产生的温热效应，配合中药透皮吸收，刺激体表穴位和病位，以起到温经散寒、益肾通督、调整阴阳平衡、扶正祛邪等功效的一种艾灸方法。督脉灸具有施灸面积广，作用时间长，火力足，温通力强的特点。

作 用

1.温经散寒，益肾通督。

2.破瘀散结，通痹止痛。

3.扶正祛邪，调整阴阳平衡。

适应证

适用于各种虚寒性疾病、湿性体质、慢性疾病及亚健康状态的患者。

禁忌证

同”艾条灸”。

操作要点

（一）评 估

1.病室环境及温湿度

2.当前主要症状、既往史、凝血功能、过敏史及患者体质。

3.患者的二便情况，女性是否处于妊娠期或月经期。

4.施灸部位皮肤情况及对热、气味及疼痛的耐受程度及接受程度。

5.用火安全。

（二）物品准备

治疗盘、艾柱（绒）、桑皮纸、打火机或火柴、点火棒、间隔物（姜末），必要时备屏风、毛毯等。

（三）告　知

1.告知督脉灸的作用、目的及操作方法，考虑个体差异，施灸时的灸感、灸量、灸时不同。

2.告知艾绒点燃后有较淡的中药燃烧气味，施灸过程中不可随意更换体位，以免引起烫伤。

3.施灸过程中如有不适，及时告知护士。如出现面色苍白、头晕眼花、恶心、心慌出汗等不适现象，应立即停灸，对症处理。

4.施灸注意保暖，如出现轻微咽喉干燥、大便秘结等现象，指导患者较平时多饮水，饮食宜清淡，多食粗纤维食物。

（四）操作步骤

1.核对医嘱，评估患者，做好解释。

2.备齐用物：准备姜末，一般2 ～ 2.5斤，姜先切碎然后用粉碎机粉碎，把姜汁挤出来，姜末得有七分湿，姜汁备用。携用物至床旁。

3.评估环境，协助患者取俯卧位。

4.遵照医嘱选取施灸部位及穴位，充分暴露施灸部位，注意保护隐私及保暖。

5.取督脉的大椎穴至腰俞穴作为施灸部位，在该部位上将加热过的姜末牢固地铺在桑皮纸上，再在姜末正中间放艾绒，点火，然后燃烧，一般灸3次艾绒为结束。

6.施灸过程中随时询问患者有无不适，观察患者局部皮肤情况，如局部有艾灰，及时用纱布清洁。

7.施灸结束，取下桑皮纸上的姜末及艾灰，清洁局部皮肤并观察有无烫伤、破溃。

8.整理床单元，协助患者穿衣，取舒适卧位。酌情开窗通风，注意保暖，避免吹对流风。

9.做好记录并签名，清理、消毒用物。

（五）护理及注意事项

同”艾条灸”。

（六）常见问题

同”艾条灸”。

操作流程

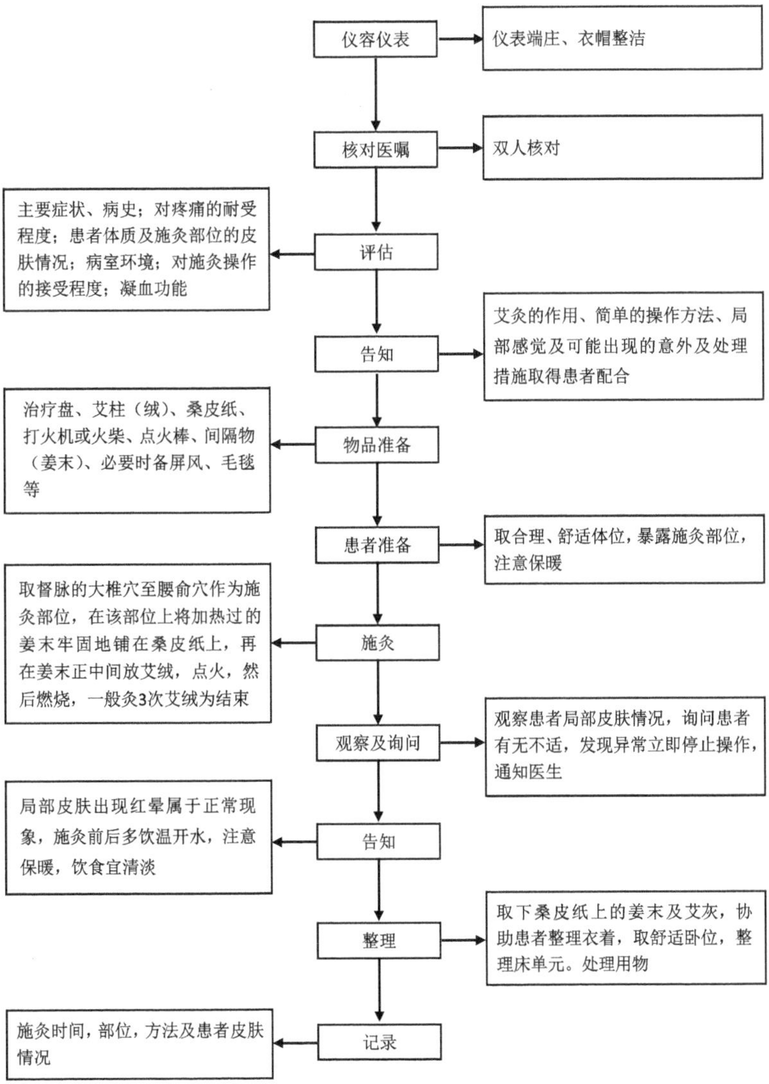
仪容仪表
仪表端庄、衣帽整洁
核对医嘱
双人核对
评估
主要症状、病史；对疼痛的耐受程度；患者体质及施灸部位的皮肤情况；病室环境；对施灸操作的接受程度；凝血功能
告知
艾灸的作用、简单的操作方法、局部感觉及可能出现的意外及处理措施取得患者配合
物品准备
治疗盘、艾柱（绒）、桑皮纸、打火机或火柴、点火棒、间隔物（姜末）、必要时备屏风、毛毯等
患者准备
取合理、舒适体位，暴露施灸部位，注意保暖
施灸
取督脉的大椎穴至腰俞穴作为施灸部位，在该部位上将加热过的姜末牢固地铺在桑皮纸上，再在姜末正中间放艾绒，点火，然后燃烧，一般灸3次艾绒为结束
观察及询问
观察患者局部皮肤情况，询问患者有无不适，发现异常立即停止操作，通知医生
告知
局部皮肤出现红晕属于正常现象，施灸前后多饮温开水，注意保暖，饮食宜清淡
整理
取下桑皮纸上的姜末及艾灰，协助患者整理衣着，取舒适卧位，整理床单元。处理用物
记录
施灸时间，部位，方法及患者皮肤情况

操作考核评分标准

项目	分值	技术操作要求	评分等级				评分说明
			A	B	C	D	
仪表	2	仪表端庄、洗手、戴口罩，携带表	2	1	0	0	一项未完成扣1分
核对	2	核对医嘱	2	1	0	0	未核对扣2分；内容不全面扣1分
评估	7	临床症状、既往史、凝血功能、是否处于妊娠或月经期	4	3	2	1	一项未完成扣1分
		施灸部位皮肤情况、对热、气味及疼痛的耐受程度	3	2	1	0	一项未完成扣1分
告知	3	解释作用、简单的操作方法、局部感受，取得患者配合	3	2	1	0	一项未完成扣1分
用物准备	5	洗手，戴口罩	2	1	0	0	未洗手扣1分；未戴口罩扣1分
		准备姜末，一般2斤到2.5斤，姜先切碎然后用粉碎机粉碎，把姜汁挤出来，姜末得有七分湿，姜汁备用。备齐用物，携用物至床旁	3	2	1	0	少备一项扣1分；未检查一项扣1分，最高扣3分
环境与患者准备	7	病室整洁、温湿度适宜，保护隐私	3	2	1	0	一项未完成扣1分，最高扣3分
		协助患者取俯卧位，舒适体位，充分暴露施灸部位，注意保暖	4	3	2	1	未进行体位摆放扣2分；体位不舒适扣1分；未充分暴露施灸部位扣1分
操作过程 施灸过程	52	核对医嘱	2	1	0	0	未核对扣2分；内容不全面扣1分
		取督脉的大椎穴至腰俞穴作为施灸部位，在该部位上将加热过的姜末牢固地铺在桑皮纸上，再在姜末正中间放艾绒，点火，然后燃烧	16	10	4	0	未确定施灸部位扣4分；部位不准确扣2分；艾柱大小不适宜扣2分；最高扣8分

续　表

<table>
<tr><th rowspan="2" colspan="2">项目</th><th rowspan="2">分值</th><th rowspan="2">技术操作要求</th><th colspan="4">评分等级</th><th rowspan="2">评分说明</th></tr>
<tr><th>A</th><th>B</th><th>C</th><th>D</th></tr>
<tr><td rowspan="6">操作过程</td><td rowspan="6">施灸过程</td><td rowspan="6">52</td><td>一般灸 3 次艾绒为结束。</td><td>4</td><td>2</td><td>2</td><td>0</td><td>少一次手法扣 4 分；方法不正确扣 4 分</td></tr>
<tr><td>过程中观察施灸部位皮肤情况，询问患者感受、舒适度、疼痛情况</td><td>12</td><td>6</td><td>2</td><td>1</td><td>未观察皮肤扣 2 分；未询问患者感受扣 2 分</td></tr>
<tr><td>灸毕，取下桑皮纸上的姜末及艾灰，协助患者取舒适体位，整理床单元</td><td>8</td><td>5</td><td>0</td><td>0</td><td>未安置体位扣 2 分；未整理床单元扣 2 分</td></tr>
<tr><td>观察患者局部皮肤情况，询问患者感受</td><td>4</td><td>3</td><td>2</td><td>1</td><td>未洗手扣 1 分；未核对扣 1 分；未记录时间扣 2 分</td></tr>
<tr><td>告知相关注意事项，酌情开窗通风，注意保暖</td><td>4</td><td>3</td><td>2</td><td>1</td><td>注意事项内容少一项扣 1 分，最高扣 2 分，未酌情开窗通风扣 2 分</td></tr>
<tr><td>洗手，再次核对</td><td>2</td><td>1</td><td>0</td><td>0</td><td>未洗手扣 1 分，未核对扣 1 分</td></tr>
<tr><td rowspan="3" colspan="2">操作后处置</td><td rowspan="3">6</td><td>用物按《医疗机构消毒技术规范》处理</td><td>2</td><td>1</td><td>0</td><td>0</td><td>处置方法不正确扣 1 分 / 项，最高扣 2 分</td></tr>
<tr><td>洗手</td><td>2</td><td>0</td><td>0</td><td>0</td><td>未洗手扣 2 分</td></tr>
<tr><td>记录</td><td>2</td><td>1</td><td>0</td><td>0</td><td>未记录扣 2 分；记录不完全扣 1 分</td></tr>
<tr><td colspan="2">评价</td><td>6</td><td>流程合理、技术熟练、局部皮肤无损伤、询问患者感受</td><td>6</td><td>4</td><td>2</td><td>0</td><td>一项不合格扣 2 分，最高扣 6 分；出现烫伤扣 6 分</td></tr>
<tr><td rowspan="2" colspan="2">理论提问</td><td rowspan="2">10</td><td>督脉灸的作用</td><td>5</td><td>3</td><td>0</td><td>0</td><td rowspan="2">回答不全面扣 2 分 / 题；未答出扣 5 分 / 题</td></tr>
<tr><td>督脉灸的注意事项</td><td>5</td><td>3</td><td>0</td><td>0</td></tr>
<tr><td colspan="4">得　分</td><td colspan="4"></td><td></td></tr>
</table>

第三章

刮痧疗法

刮痧疗法起源于旧石器时代，当时患病的人出于本能，会用手或石片抚摩、锤击身体表面的某一部分，有时竟然能缓解症状，就这样逐步形成了砭石治疗的刮痧方法。

晋代葛洪《肘后备急方》曰："比见岭南人，初有此者，即以茅叶刮去，乃小伤皮则为佳……"，最早讲述了沙虱侵入人体后所表现的症状以及应用刮痧治疗的方法。至明清时期，刮痧方法有了大的改进，在刮痧用具上用麻弓代替了原来的"茅叶""麻团"，甚至采用了普通瓷碗、铜钱、棉纱线、麻线等，紧急时甚至用手来代替工具；在刮痧介质上，晋代不使用介质，到明代时已经采用香油或是熟水作为介质；在刮痧的操作力度、部位选择以及治疗的病症上，也越来越具体和广泛。新中国成立后，刮痧疗法的发展出现了暂时性的停滞，直到20世纪60年代初，《刮痧疗法》一书的问世开启了现代研究刮痧疗法的先河，此后刮痧、放痧以及拍痧等都用"刮痧"来概括，从而使刮痧摆脱了此前的"痧病""出痧"的局限，逐渐走上了学术论坛。如今，刮痧疗法不仅被列为公费医疗、医疗保险的特色项目，而且还被国家劳动和社会保障部列为职业劳动技能，并制定了保健刮痧师的国家职业标准。

第一节　常规刮痧

概　念

刮痧技术是在中医经络腧穴理论指导下，应用边缘钝滑的器具，如牛角、砭石、瓷匙等物，蘸上刮痧油、水或润滑剂等介质，在体表一定部位或循经反复刮动，使局部皮下出现瘀斑、瘀点，从而疏通腠理，驱邪外出，通调营卫，平衡脏腑功能，达到畅通气血、防病治病目的的一种中医外治技术。

作　用

1.疏通经络，宣通腠理。

2.行气止痛，驱邪排毒。

3.通调营卫，清利湿热。

适应证

1.内科病证：感受风寒、暑湿之邪引起的感冒、失眠、高温中暑，急慢性支气管炎、肺部感染、急慢性胃肠炎、各种神经痛、脏腑痉挛性疼痛等。

2.外科病证：以疼痛为主要症状的各种外科病症，如急性扭伤、各种软组织疼痛，各种骨关节疾病，坐骨神经痛，肩周炎，落枕，急慢性腰痛等。

3.儿科病证：营养不良、食欲不振、小儿感冒发热、腹泻等。

4.五官科病证：牙痛、鼻炎、咽喉肿痛、耳鸣、耳聋等。

5.妇科病证：痛经、月经不调、乳腺增生等。

6.其他各科病证：皮肤瘙痒、荨麻疹等。

7.保健：预防疾病、强身健体。

禁忌证

1.高热不退、抽搐、痉挛发作时。

2.凝血功能差、有出血倾向的、出血史等。

3.活动性肺结核、肺炎、皮肤严重过敏等传染病。

4.心尖区、原因不明的肿块及恶性肿瘤、全身皮肤病、皮肤破损溃烂及外伤骨折等。

5.严重心脑血管疾病、呼吸衰竭、极度衰弱、全身浮肿等。

6.妊娠期妇女的腹部及腰骶部、女性经期、二阴前后等。

7.醉酒、精神分裂症、高度神经质、过饥及过饱等。

操作要点

（一）评　估

1.病室环境及温湿度。

2.当前临床表现及主要症状、既往史、凝血功能、患者体质。

3.患者的二便情况，女性是否处于妊娠期或月经期。

4.刮痧部位的皮肤情况。

5.对疼痛的耐受程度及接受程度。

（二）物品准备

治疗盘、刮痧板（铜砭、牛角、砭石等）、介质（刮痧油、清水、润肤乳、精油等）、清洁纱布或自备毛巾，必要时备屏风、毛毯。

（三）告　知

1.告知刮痧的作用、目的、操作方法及局部感受。

2.刮痧部位的皮肤有轻微疼痛、灼热感，刮痧后皮肤出现紫红色瘀斑瘀点属于正常现象，数日后可自然消失。

3.治疗过程中如有不适，及时告知。

4.刮痧后应饮用一杯温开水，注意保暖，夏季刮痧部位忌风扇或空调直吹，操作结束后6小时内不宜洗澡，应清淡饮食。

（四）操作步骤

1.核对医嘱，根据刮痧部位选择适合的刮痧板，检查刮痧板边缘是否光滑，有无缺损裂痕。

2.备齐用物，携至床旁。做好解释，取得患者配合。

3.协助患者取合理、舒适体位。

4.充分暴露刮痧部位，注意保护隐私及保暖。

5.再次检查刮痧板边缘，用刮痧板蘸取适量介质涂抹于刮痧部位。

6.单手握板，将刮痧板放置掌心，用拇指和食指、中指夹住刮痧板，无名指小指紧贴刮痧板边角，从三个角度固定刮痧板。刮痧时利用指力和腕力调整刮痧板角度，使刮痧板与皮肤之间夹角约为45°，以肘关节为轴心，前臂做有规律的移动。

7.刮痧顺序一般为先头面后手足，先腰背后胸腹，先上肢后下肢，先内侧后外侧逐步按顺序刮痧。

8.刮痧时用力要均匀，由轻到重，以患者能耐受为度，单一方向，不要来回刮。一般刮至皮肤出现红紫为度，或出现粟粒状、丘疹样斑点，或条索状斑块等形态变化，并伴有局部热感或轻微疼痛。对一些不易出痧或出痧较小的患者，不可强求出痧。

9.观察病情及局部皮肤颜色变化，询问患者有无不适，调节手法力度。

10.每个部位一般刮20～30次，局部刮痧一般5～10分钟。

11.刮痧完毕，清洁局部皮肤，协助患者穿衣，安置舒适体位，整理床单元。

12.做好记录并签名，清理、消毒用物。

（五）护理及注意事项

1.刮痧时不能干刮，根据刮痧部位的不同选择适合的刮痧板，检查刮痧板的边缘必须光滑，没有破损。

2.凝血功能障碍、高热抽搐、呼吸衰竭、重度心脏病、严重消瘦、孕妇的腹部、腰骶部及皮肤严重过敏、溃疡、水肿、精神病、醉酒等均不宜刮痧。

3.刮痧时用力要均匀，由轻到重，以患者能耐受为度，单一方向，不要来回刮，一般刮拭20次左右，以出现痧痕为度。

4.刮痧顺序一般为先头面后手足，先腰背后胸腹，先上肢后下肢，先内侧后外侧逐步按顺序刮痧。

5.刮痧过程中随时观察患者的反应，如有不适感，应立即停止刮痧；严重者可嘱患者平卧，保暖并饮温水、热水或糖水，必要时针刺人中、内关、合谷等穴。

6.刮痧间隔时间应根据瘀斑的消失情况和病情、体质而定，在瘀斑未消退之前不能在原处进行刮痧。

7.下肢静脉曲张或下肢易肿胀者，宜由上向下刮，采用逆刮法。

（六）常见问题

1.晕　刮

（1）原因：①体质虚弱、疲乏或大病初愈、精神过度紧张。②患者饥饿或饱餐后立即进行。③病室温湿度不适宜，空气不流通。

（2）临床表现：患者面色苍白、冒冷汗，头晕目眩、心慌、恶心欲吐、四肢发冷、无力、神昏仆倒等。

（3）预防及处理：①心理预防：对所有进行刮痧的患者均要做好详细的解释工作，消除心理顾虑；空腹或饱腹均不宜进行刮痧。②病室温湿度适宜，保持空气新鲜。③操作过程中，随时询问患者的感受，做到早发现，早预防。④晕刮时立即停止刮痧，取平卧位、立即通知医生配合处理，注意保暖。轻者适当饮用温开水；重者立即点掐人中、内关、合谷等穴，还可配合艾灸、耳穴压豆等中医适宜技术。

常用刮痧手法

1.轻刮法

刮痧板接触皮肤下压刮拭的力量小，被刮者无疼痛及其他不适感。轻刮后皮肤仅出现微红，无瘀斑。本法宜用于老年体弱者、疼痛敏感部位及虚证的患者。

2.重刮法

刮痧板接触皮肤下压刮拭的力量较大，以患者能承受为度。本法宜用于腰背部脊柱两侧、下肢软组织较丰富处、青壮年体质较强及实证、热证、痛证患者。

3.快刮法

刮拭的频率在每分钟30次以上。此法宜用于体质强壮者，主要用于刮拭背部、四肢，以及辨证属于急性、外感病证的患者。

4.慢刮法

刮拭的频率在每分钟30次以内。本法主要用于刮拭头面部、胸部、下肢内侧等部位，以及辨证属于内科病症、体虚的慢性病患者。

5.直线刮法

又称直板刮法。用刮痧板在人体体表进行有一定长度的直线刮拭。本法宜用于身体比较平坦的部位，如背部、胸腹部、四肢部位。

6.弧线刮法

刮拭方向呈弧线形，刮拭后体表出现弧线形的痧痕，操作时刮痧方向多循肌肉走行或根据骨骼结构特点而定。本法宜用于胸背部肋间隙、肩关节和膝关节周围等部位。

7.摩擦法

将刮痧板与皮肤直接紧贴，或隔衣布进行有规律的旋转移动，或直线式往返移动，使皮肤产生热感。此法适宜用于麻木、发亮或绵绵隐痛的部位，如肩胛内侧、腰部和腹部；也可用于刮痧前，使患者放松。

8.梳刮法

使用刮痧板或刮痧梳从前额发际处，即双侧太阳穴处向后发际处做有规律的单向刮拭，如梳头状。此法适宜用于头痛、头晕、疲劳、失眠和精神紧张等病证。

9.点压法（点穴法）

用刮痧板的边角直接点压穴位，力量逐渐加重，以患者能承受为度，保持数秒后快速抬起，重复操作5～10次。此法适宜用于肌肉丰满处的穴位，或刮痧力量不能深达，或不宜直接刮拭的骨关节凹陷部位，如环跳、委中、犊鼻、水沟和背部脊柱棘突之间等。

10.按揉法

刮痧板在穴位处做点压按揉，点压后做往返或顺逆旋转。操作时刮痧板应紧贴皮肤不滑动，每分钟按揉50～100次。此法适用于太阳、曲池、足三里、内关、太冲、涌泉、三阴交等穴位。

11.角刮法

使用角形刮痧板或让刮痧板的棱角接触皮肤，与体表成45°角，自上而下或由里向外刮拭。此法适宜用于四肢关节、脊柱两侧、骨骼之间和肩关节周围，如风池、内关、合谷、中府等穴位。

12.边刮法

用刮痧板的长条棱边进行刮拭。此法适宜用于面积较大部位，如腹部、背部和下肢等。

操作流程

- 仪容仪表 → 仪表端庄、衣帽整洁
- 核对医嘱 → 双人核对
- 评估 → 主要症状、病史；对疼痛的耐受程度；患者体质及实施刮痧部位的皮肤情况；病室环境；对刮痧操作的接受程度；凝血功能
- 告知 → 刮痧的作用、简单的操作方法、局部感觉及可能出现的意外及处理措施取得患者配合
- 物品准备 → 治疗盘、刮痧板（铜扁类、牛角类、砭石类等）、介质（刮痧油、清水、润肤乳、精油等）、清洁纱布或自备毛巾，必要时备屏风、毛毯
- 患者准备 → 取合理、舒适体位，暴露刮痧部位
- 刮痧 → 按刮痧操作方法、手法要求进行操作
- 观察及询问 → 观察刮痧过程中皮肤颜色，询问患者有无不适，发现异常立即停止操作，通知医生
- 告知 → 刮痧部位的皮肤有轻微疼痛、灼热感，刮痧后皮肤出现紫红色瘀斑瘀点属于正常现象，数日后可自然消失。刮痧后应饮用一杯温开水，注意保暖，夏季刮痧部位忌风扇或空调直吹，操作结束后6小时内不宜洗澡，应清淡饮食
- 整理 → 协助患者整理衣着，取舒适卧位，整理床单元。处理用物：刮痧板用含氯消毒液浸泡消毒
- 记录 → 刮痧部位、方法、时间及患者皮肤情况

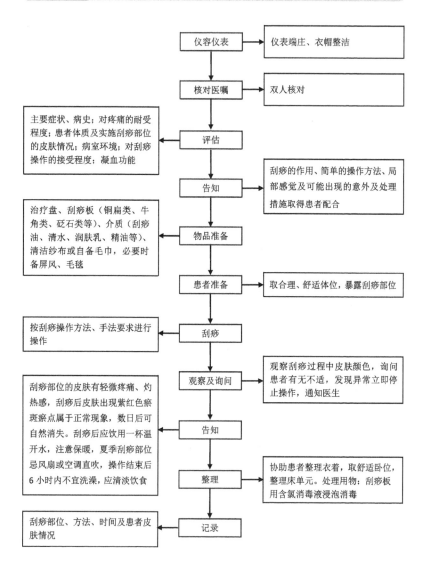

操作考核评分标准

项目	分值	技术操作要求	评分等级				评分说明
			A	B	C	D	
仪表	2	仪表端庄、戴表	2	1	0	0	一项未完成扣1分
核对	2	核对医嘱	2	1	0	0	未核对扣2分；内容不全面扣1分
		刮痧部位皮肤情况、对疼痛的耐受程度	2	1	0	0	一项未完成扣1分
告知	4	解释作用、简单的操作方法、局部感受，取得患者配合	4	3	2	1	一项未完成扣1分
用物准备	6	洗手，戴口罩	2	1	0	0	未洗手扣1分；未戴口罩扣1分
		备齐并检查用物	4	3	2	1	少备一项扣1分；未检查一项扣1分，最高扣4分
环境与患者准备	8	病室整洁、保护隐私、注意保暖、避免对流风	4	3	2	1	一项未完成扣1分
		协助患者取舒适体位，暴露刮痧部位	4	3	2	1	未进行体位摆放扣2分；体位不舒适扣1分；未充分暴露刮痧部位皮肤扣2分
操作过程	50	核对医嘱	2	1	0	0	未核对扣2分；内容不全面扣1分
		刮痧板蘸取适量介质涂抹于刮痧部位	6	4	2	0	未蘸取刮痧介质扣4分；介质量过多或过少扣2分；部位不准确扣2分
		拇指、食指和中指夹住刮板，无名指、小指紧贴刮板边角，从三个角度固定，刮板与皮肤之间夹角约为45°	4	2	0	0	握板不正确扣2分；刮板与皮肤之间夹角过大或过小扣2分

续 表

项目	分值	技术操作要求	评分等级				评分说明
			A	B	C	D	
操作过程	50	刮痧顺序：先头面后手足，先腰背后胸腹，先上肢后下肢，先内侧后外侧	4	3	2	1	刮痧顺序一项不正确扣1分
		用力均匀，由轻到重，以患者能耐受为度，单一方向，不要来回刮	10	8	6	4	用力不均匀扣2分；未由轻到重扣2分；来回刮扣2分；皮肤受损扣10分
		观察皮肤出痧情况，询问患者感受，调节手法力度	8	6	4	2	未观察皮肤扣2分；未询问患者感受扣2分；未调整手法力度扣4分
		每部位刮20～30次，局部刮痧5～10分钟，至局部出现红紫色痧点或瘀斑，不可强求出痧	4	2	0	0	刮痧方法一项不正确扣2分
		告知相关注意事项	4	2	0	0	未告知扣4分；告知不全扣2分
		清洁皮肤	2	1	0	0	未清洁皮肤扣2分；清洁不彻底扣1分
		协助患者取舒适体位，整理床单元	4	2	0	0	未安置体位扣2分；未整理床单元扣2分
		洗手、再次核对	2	1	0	0	未洗手扣1分；未核对扣1分
操作后处置	6	用物按《医疗机构消毒技术规范》处理	2	1	0	0	处置方法不正确扣1分/项，最高扣2分
		洗手	2	0	0	0	未洗手扣2分
		记录	2	1	0	0	未记录扣2分；记录不完全扣1分
评价	6	流程合理、技术熟练、局部皮肤无损伤、询问患者感受	6	4	2	0	一项不合格扣2分，最高扣6分

续　表

项目	分值	技术操作要求	评分等级				评分说明
			A	B	C	D	
理论提问	10	刮痧的适应证	5	3	0	0	回答不全面扣 2 分 / 题；未答出扣 5 分 / 题
		刮痧的注意事项	5	3	0	0	
得　分							

第二节　头部刮痧

概　念

头部刮痧是指在中医经络腧穴理论指导下，应用边缘钝滑的器具（如牛角、砭石）等物，在头部经络腧穴上进行刮拭，以疏通头部经络，调整阴阳平衡及脏腑功能为目的的一种刮痧技术。

作　用

1.疏通经络，行气活血。

2.调整阴阳，调节脏腑。

3.活血化瘀，改善微循环。

适应证

主要适用于神经系统疾病及头晕、头痛、失眠、记忆力减退、高血压、脑供血不足的预防和治疗作用。

禁忌证

同“常规刮痧”。

操作要点

（一）评　估

1.病室环境及温湿度。

2.当前临床表现及主要症状、既往史、凝血功能、患者体质。

3.患者的二便情况，女性是否处于妊娠期或月经期。

4.头部刮痧部位的皮肤情况。

5.对疼痛的耐受程度及接受程度。

（二）物品准备

治疗盘、刮痧板（铜砭、牛角、砭石等）、清洁纱布或自备毛巾，必要时备屏风。

（三）告　知

1.告知刮痧的作用、目的、操作方法及局部感受。

2.刮痧部位的皮肤有轻微疼痛、灼热感属于正常现象。

3.治疗过程中如有不适，及时告知。

4.刮痧后应饮用一杯温开水，注意保暖，夏季刮痧部位忌风扇或空调直吹。

（四）操作步骤

1.核对医嘱，根据刮痧部位选择合适的刮痧板，检查刮痧板边缘是否光滑，有无缺损裂痕。

2.备齐用物，携至床旁。做好解释，取得患者配合。

3.协助患者取坐位，必要时取仰卧、俯卧或侧卧位。

4.再次检查刮痧板边缘，选择合适的刮痧手法。

5.单手握板，将刮痧板放置掌心，用拇指和食指、中指夹住刮痧板，无名指小指紧贴刮痧板边角，从三个角度固定刮痧板。

刮痧时利用指力和腕力调整刮痧板角度，使刮痧板与皮肤之间夹角约为45°，以肘关节为轴心，前臂做有规律的移动。

6.常用的头部刮痧方法：

（1）由中心向周围刮：以百会穴为中心，依次向前额方向、哑门穴部方向做左右放射性刮拭，每个方向刮拭10～20次。

（2）由前向后刮：刮头部正中线，从前向后，采用先轻后重再轻的手法，每条刮痧10～20次，以患者感到舒适为宜。因类似常人的梳头动作，亦称梳头法。

（3）刮头部双侧：一手扶持患者头部一侧，另一手刮拭头部以太阳穴为起点，经耳上绕耳后，沿足少阳胆经循行方向刮向风池穴。先轻刮8～10次后逐渐加重，再刮8～10次逐渐减力，至患者头部放松，舒适的感觉。

（4）刮头顶前部：一手扶持患者头部一侧，另一手握刮痧板，从百会穴向前额方向，再循膀胱经刮拭头顶部双侧，每条刮10～20次，以患者耐受为度。

（5）刮头顶后部：一手扶持患者头部一侧，另一手握刮痧板，从百会穴向头后部至颈项部方向刮拭。每条刮10～20次，以患者耐受为度。

7.刮痧时用力要均匀，由轻到重，以患者能耐受为度，单一方向，不要来回刮。整个头部用时应不超过10分钟为宜。

8.刮痧过程中随时观察病情，询问患者有无不适，调节手法力度。

9.刮痧完毕，协助患者梳理头发，安置舒适体位，整理床单元。

10.做好记录并签名，清理、消毒用物。

（五）护理及注意事项

1.头部结构特殊，头部刮痧时不需要用刮痧介质。

2.头部刮痧操作前，要摘到眼镜，女性拆开发辫。

4.刮痧时注意避开疔、疖、肿、包块等部位。注意保护耳朵，避免刮伤。

5.患者头发稀少宜轻刮，头发浓厚且长，宜用梳刮法。

6.刮痧过程中随时观察患者的反应，如有不适感，应立即停止刮痧；严重者可嘱患者平卧，保暖并饮温热水或糖水，必要时针刺人中、内关、合谷等穴。

（六）常见问题

同“常规刮痧”。

操作流程

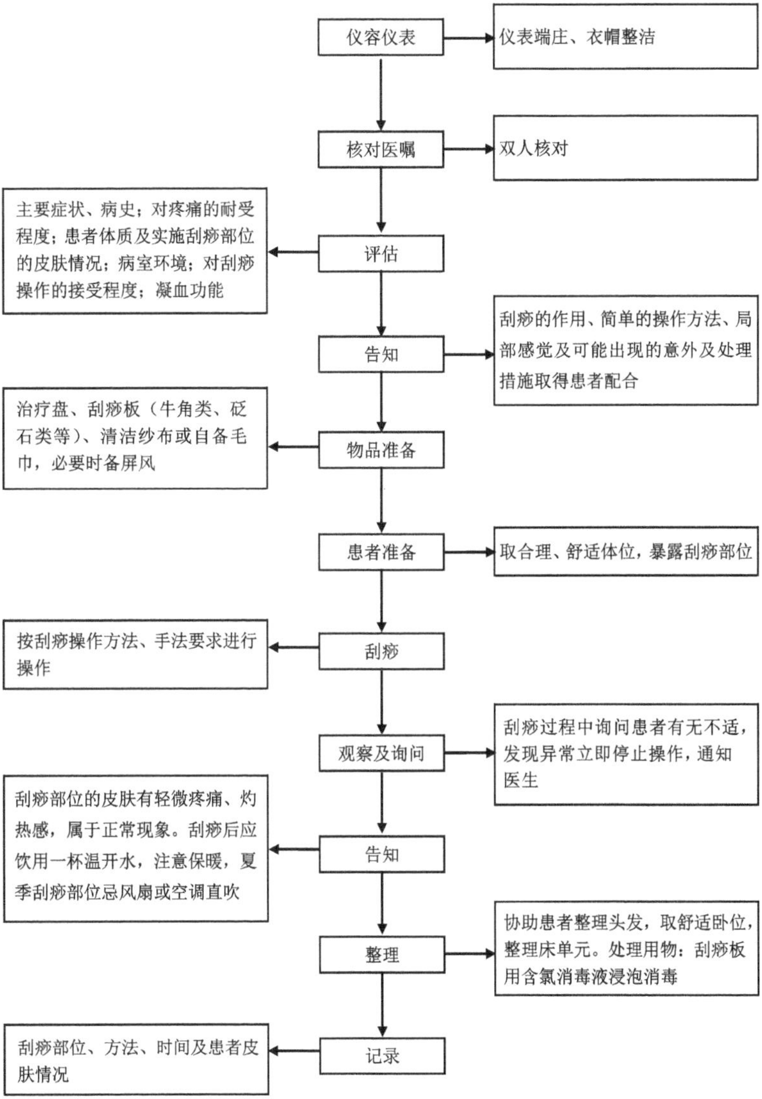
仪容仪表
仪表端庄、衣帽整洁
核对医嘱
双人核对
评估
主要症状、病史；对疼痛的耐受程度；患者体质及实施刮痧部位的皮肤情况；病室环境；对刮痧操作的接受程度；凝血功能
告知
刮痧的作用、简单的操作方法、局部感觉及可能出现的意外及处理措施取得患者配合
物品准备
治疗盘、刮痧板（牛角类、砭石类等）、清洁纱布或自备毛巾，必要时备屏风
患者准备
取合理、舒适体位，暴露刮痧部位
刮痧
按刮痧操作方法、手法要求进行操作
观察及询问
刮痧过程中询问患者有无不适，发现异常立即停止操作，通知医生
告知
刮痧部位的皮肤有轻微疼痛、灼热感，属于正常现象。刮痧后应饮用一杯温开水，注意保暖，夏季刮痧部位忌风扇或空调直吹
整理
协助患者整理头发，取舒适卧位，整理床单元。处理用物：刮痧板用含氯消毒液浸泡消毒
记录
刮痧部位、方法、时间及患者皮肤情况

操作考核评分标准

项目	分值	技术操作要求	评分等级				评分说明
			A	B	C	D	
仪表	2	仪表端庄、戴表	2	1	0	0	一项未完成扣1分
核对	2	核对医嘱	2	1	0	0	未核对扣2分；内容不全面扣1分
		刮痧部位皮肤情况、对疼痛的耐受程度	2	1	0	0	一项未完成扣1分
告知	4	解释作用、简单的操作方法、局部感受，取得患者配合	4	3	2	1	一项未完成扣1分
用物准备	6	洗手，戴口罩	2	1	0	0	未洗手扣1分；未戴口罩扣1分
		备齐并检查用物	4	3	2	1	少备一项扣1分；未检查一项扣1分，最高扣4分
环境与患者准备	8	病室整洁、保护隐私、注意保暖、避免对流风	4	3	2	1	一项未完成扣1分
		协助患者取舒适体位，暴露刮痧部位	4	3	2	1	未进行体位摆放扣2分；体位不舒适扣1分；未充分暴露刮痧部位皮肤扣2分
操作过程	50	核对医嘱	2	1	0	0	未核对扣2分；内容不全面扣1分
		再次检查刮痧板边缘是否光滑，有无破损	6	4	2	0	未蘸取刮痧介质扣4分；介质量过多或过少扣2分；部位不准确扣2分
		拇指、食指和中指夹住刮板，无名指、小指紧贴刮板边角，从三个角度固定，刮板与皮肤之间夹角约为45°	4	2	0	0	握板不正确扣2分；刮板与皮肤之间夹角过大或过小扣2分

续 表

<table>
<tr><th rowspan="2">项目</th><th rowspan="2">分值</th><th rowspan="2">技术操作要求</th><th colspan="4">评分等级</th><th rowspan="2">评分说明</th></tr>
<tr><th>A</th><th>B</th><th>C</th><th>D</th></tr>
<tr><td rowspan="8">操作过程</td><td rowspan="8">50</td><td>常用头部刮痧手法</td><td>4</td><td>3</td><td>2</td><td>1</td><td>刮痧手法一项不正确扣1分</td></tr>
<tr><td>用力均匀，由轻到重，以患者能耐受为度，单一方向，不要来回刮</td><td>10</td><td>8</td><td>6</td><td>4</td><td>用力不均匀扣2分；未由轻到重扣2分；来回刮扣2分；皮肤受损扣10分</td></tr>
<tr><td>观察皮肤情况，询问患者感受，调节手法力度</td><td>8</td><td>6</td><td>4</td><td>2</td><td>未观察皮肤扣2分；未询问患者感受扣2分；未调整手法力度扣4分</td></tr>
<tr><td>每部位刮10～20次，局部刮痧5～10分钟，一般不超过10分钟</td><td>4</td><td>2</td><td>0</td><td>0</td><td>刮痧方法一项不正确扣2分</td></tr>
<tr><td>告知相关注意事项</td><td>4</td><td>2</td><td>0</td><td>0</td><td>未告知扣4分；告知不全扣2分</td></tr>
<tr><td>整理头发</td><td>2</td><td>1</td><td>0</td><td>0</td><td>未清洁皮肤扣2分；清洁不彻底扣1分</td></tr>
<tr><td>协助患者取舒适体位，整理床单元</td><td>4</td><td>2</td><td>0</td><td>0</td><td>未安置体位扣2分；未整理床单元扣2分</td></tr>
<tr><td>洗手、再次核对</td><td>2</td><td>1</td><td>0</td><td>0</td><td>未洗手扣1分；未核对扣1分</td></tr>
<tr><td rowspan="3">操作后处置</td><td rowspan="3">6</td><td>用物按《医疗机构消毒技术规范》处理</td><td>2</td><td>1</td><td>0</td><td>0</td><td>处置方法不正确扣1分/项，最高扣2分</td></tr>
<tr><td>洗手</td><td>2</td><td>0</td><td>0</td><td>0</td><td>未洗手扣2分</td></tr>
<tr><td>记录</td><td>2</td><td>1</td><td>0</td><td>0</td><td>未记录扣2分；记录不完全扣1分</td></tr>
<tr><td>评价</td><td>6</td><td>流程合理、技术熟练、局部皮肤无损伤、询问患者感受</td><td>6</td><td>4</td><td>2</td><td>0</td><td>一项不合格扣2分，最高扣6分</td></tr>
<tr><td rowspan="2">理论提问</td><td rowspan="2">10</td><td>头部刮痧的常用手法</td><td>5</td><td>3</td><td>0</td><td>0</td><td rowspan="2">回答不全面扣2分/题；未答出扣5分/题</td></tr>
<tr><td>头部刮痧的禁忌证及注意事项</td><td>5</td><td>3</td><td>0</td><td>0</td></tr>
<tr><td colspan="3">得　分</td><td colspan="4"></td><td></td></tr>
</table>

第三节　颈部刮痧

概　念

颈部刮痧技术是在中医经络腧穴理论指导下，应用边缘钝滑的器具（如砭石、牛角）等物，在颈部相应部位上进行刮拭，达到疏通经络，消除疲劳，缓解疼痛等作用。

作　用

1.疏通经络，调节脏腑阴阳平衡。

2.消除疲劳，提高机体免疫力。

3.活血化瘀，行气止痛。

适应证

主要适用于失眠、颈项酸痛、肩周不适、头痛、发热、咽喉疼痛等头面五官颈项不适症状。

禁忌证

同“常规刮痧”。

操作要点

（一）评　估

1.病室环境及温湿度。

2.当前临床表现及主要症状、既往史、凝血功能、患者体质。

3.患者的二便情况，女性是否处于妊娠期或月经期。

4.颈部刮痧部位的皮肤情况。

5.对疼痛的耐受程度及接受程度。

（二）物品准备

治疗盘、刮痧板（砭石、牛角、铜砭等）、刮痧油、清洁纱布或自备毛巾，必要时备屏风。

（三）告　知

1.告知颈部刮痧的作用、目的、操作方法及局部感受。

2.刮痧部位的皮肤有轻微疼痛、灼热感，刮痧后皮肤出现紫红色瘀斑瘀点属于正常现象，数日后可自然消失。

3.治疗过程中如有不适，及时告知。

4.刮痧后应饮用一杯温开水，注意保暖，夏季刮痧部位忌风扇或空调直吹。

（四）操作步骤

1.核对医嘱，根据刮痧部位选择适合的刮痧板，检查刮痧板边缘是否光滑，有无缺损裂痕。

2.备齐用物，携至床旁。做好解释，取得患者配合。

3.协助患者取坐位。

4.充分暴露刮痧部位，注意保护隐私及保暖。

5.再次检查刮痧板边缘，清洁局部皮肤，选择合适的刮痧油均匀涂抹在颈后、颈侧相应部位。

6.单手握板，将刮痧板放置掌心，用拇指和食指、中指夹住刮痧板，无名指小指紧贴刮痧板边角，从三个角度固定刮痧板。刮痧时利用指力和腕力调整刮痧板角度，使刮痧板与皮肤之间夹角约为 45°，以肘关节为轴心，前臂做有规律的移动。

7.常用的颈部刮痧方法：

（1）刮颈部正中：用直线刮法，沿督脉从风府经大椎穴刮至陶道穴，手法从轻到重，刮拭10～20次为宜。

（2）刮颈椎两侧：用直线刮法、重刮法、刮颈部脊椎两侧的膀胱经，从天柱刮到风门，每侧刮20～30次为宜。

（3）刮颈部外侧：用弧线刮法、轻刮法，刮颈部外侧的足少阳胆经，由发际的风池及乳突根部从上向下，经肩井穴刮向肩端，每侧刮20～30次。

8.刮痧时用力要均匀，由轻到重，以患者能耐受为度，单一方向，不要来回刮。一般刮至皮肤出现红紫为度，或出现粟粒状、丘疹样斑点，或条索状斑块等形态变化，并伴有局部热感或轻微疼痛。对一些不易出痧或出痧较小的患者，不可强求出痧。

9.刮痧过程中随时观察局部皮肤情况及病情变化，询问患者有无不适，如有不适及时告知医务人员。

10.刮痧完毕，协助患者整理衣物，安置舒适体位，整理床单元。

11.做好记录并签名，清理、消毒用物。

（五）护理及注意事项

1.颈部刮痧多采用坐位，不宜取卧位。

2.颈部刮痧手法宜轻柔，力度由轻渐重，力量适中，不可强行硬刮，以免引起损伤。

3.颈部刮痧按由内到外，由上到下顺序；正中为直线刮，两侧为弧线刮。对于肌肉薄弱之人，棘突较为突出者，在督脉处不宜直线重刮，可进行适当的按揉、点压手法。

4.整个颈部刮痧时间为15～20分钟。

5.刮痧过程中随时观察患者的反应，如有不适感，应立即停止刮痧；严重者可嘱患者平卧，保暖并饮温热水或糖水，必要时针刺人中、内关、合谷等穴。

（六）常见问题

同“常规刮痧”

操作流程

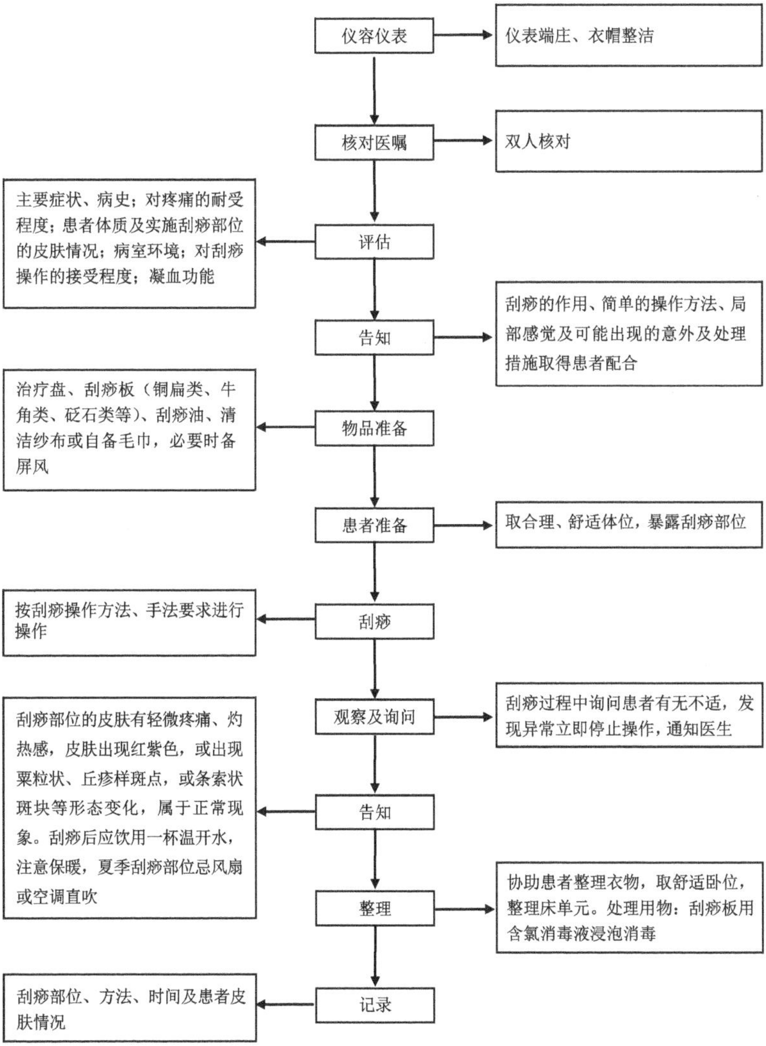
仪容仪表
仪表端庄、衣帽整洁
核对医嘱
双人核对
评估
主要症状、病史；对疼痛的耐受程度；患者体质及实施刮痧部位的皮肤情况；病室环境；对刮痧操作的接受程度；凝血功能
告知
刮痧的作用、简单的操作方法、局部感觉及可能出现的意外及处理措施取得患者配合
物品准备
治疗盘、刮痧板（铜扁类、牛角类、砭石类等）、刮痧油、清洁纱布或自备毛巾，必要时备屏风
患者准备
取合理、舒适体位，暴露刮痧部位
刮痧
按刮痧操作方法、手法要求进行操作
观察及询问
刮痧过程中询问患者有无不适，发现异常立即停止操作，通知医生
告知
刮痧部位的皮肤有轻微疼痛、灼热感，皮肤出现红紫色，或出现粟粒状、丘疹样斑点，或条索状斑块等形态变化，属于正常现象。刮痧后应饮用一杯温开水，注意保暖，夏季刮痧部位忌风扇或空调直吹
整理
协助患者整理衣物，取舒适卧位，整理床单元。处理用物：刮痧板用含氯消毒液浸泡消毒
记录
刮痧部位、方法、时间及患者皮肤情况

操作考核评分标准

项目	分值	技术操作要求	评分等级				评分说明
			A	B	C	D	
仪表	2	仪表端庄、戴表	2	1	0	0	一项未完成扣 1 分
核对	2	核对医嘱	2	1	0	0	未核对扣 2 分；内容不全面扣 1 分
		刮痧部位皮肤情况、对疼痛的耐受程度	2	1	0	0	一项未完成扣 1 分
告知	4	解释作用、简单的操作方法、局部感受，取得患者配合	4	3	2	1	一项未完成扣 1 分
用物准备	6	洗手，戴口罩	2	1	0	0	未洗手扣 1 分；未戴口罩扣 1 分
		备齐并检查用物	4	3	2	1	少备一项扣 1 分；未检查一项扣 1 分，最高扣 4 分
环境与患者准备	8	病室整洁、保护隐私、注意保暖、避免对流风	4	3	2	1	一项未完成扣 1 分
		协助患者取舒适体位，暴露刮痧部位	4	3	2	1	未进行体位摆放扣 2 分；体位不舒适扣 1 分；未充分暴露刮痧部位皮肤扣 2 分
操作过程	50	核对医嘱	2	1	0	0	未核对扣 2 分；内容不全面扣 1 分
		再次检查刮痧板边缘是否光滑，有无破损，清洁颈部皮肤，均匀涂刮痧油	6	4	2	0	未蘸取刮痧介质扣 4 分；介质量过多或过少扣 2 分；部位不准确扣 2 分
		拇指、食指和中指夹住刮板，无名指、小指紧贴刮板边角，从三个角度固定，刮板与皮肤之间夹角约为 45°	4	2	0	0	握板不正确扣 2 分；刮板与皮肤之间夹角过大或过小扣 2 分

续 表

项目	分值	技术操作要求	评分等级				评分说明
			A	B	C	D	
操作过程	50	常用颈部刮痧手法	4	3	2	1	刮痧手法一项不正确扣1分
		用力均匀，由轻到重，以患者能耐受为度，单一方向，不要来回刮	10	8	6	4	用力不均匀扣2分；未由轻到重扣2分；来回刮扣2分；皮肤受损扣10分
		观察皮肤情况，询问患者感受	8	6	4	2	未观察皮肤扣2分；未询问患者感受扣2分；未调整手法力度扣4分
		每部位刮20～30次，局部刮痧10～20分钟，一般不超过30分钟	4	2	0	0	刮痧方法一项不正确扣2分
		告知相关注意事项	4	2	0	0	未告知扣4分；告知不全扣2分
		清洁皮肤，整理衣物	2	1	0	0	未清洁皮肤扣2分；清洁不彻底扣1分
		协助患者取舒适体位，整理床单元	4	2	0	0	未安置体位扣2分；未整理床单元扣2分
		洗手、再次核对	2	1	0	0	未洗手扣1分；未核对扣1分
操作后处置	6	用物按《医疗机构消毒技术规范》处理	2	1	0	0	处置方法不正确扣1分/项，最高扣2分
		洗手	2	0	0	0	未洗手扣2分
		记录	2	1	0	0	未记录扣2分；记录不完全扣1分
评价	6	流程合理、技术熟练、局部皮肤无损伤、询问患者感受	6	4	2	0	一项不合格扣2分，最高扣6分
理论提问	10	颈部刮痧的常用手法	5	3	0	0	回答不全面扣2分/题；未答出扣5分/题
		颈部刮痧的注意事项	5	3	0	0	
得 分							

第四节　肩部刮痧

概　念

肩部刮痧技术是在中医经络腧穴理论指导下，应用边缘钝滑的器具（如牛角、砭石）等物，在肩部相关穴位上进行刮拭，达到疏通肩部经络，调整阴阳平衡及脏腑功能。

作　用

同“颈部刮痧”。

适应证

主要适用于失眠、肩周不适、肩背酸痛、咳嗽、手臂酸麻不适等颈肩不适症状。

禁忌证

同“常规刮痧”。

操作要点

（一）评　估

1.病室环境及温湿度。

2.当前临床表现及主要症状、既往史、凝血功能、患者体质。

3.患者的二便情况，女性是否处于妊娠期或月经期。

4.肩部刮痧部位的皮肤情况。

5.对疼痛的耐受程度及接受程度。

（二）物品准备

治疗盘、刮痧板（铜砭、牛角、砭石等）、刮痧油、清洁纱布或自备毛巾，必要时备屏风。

（三）告　知

1.告知刮痧的作用、目的、操作方法及局部感受。

2.刮痧部位的皮肤有轻微疼痛、灼热感，肩部皮肤出现紫红色瘀斑瘀点，或出现粟粒状、丘疹样斑点，或条索状斑块等形态变化，属于正常现象。

3.治疗过程中如有不适，及时告知。

4.刮痧后应饮用一杯温开水，注意保暖，夏季刮痧部位忌风扇或空调直吹。

（四）操作步骤

1.核对医嘱，根据刮痧部位选择适合的刮痧板，检查刮痧板边缘是否光滑，有无缺损裂痕。

2.备齐用物，携至床旁。做好解释，取得患者配合。

3.协助患者取坐位，必要时取俯卧或侧卧位。

4.充分暴露刮痧部位，注意保护隐私及保暖。

5.再次检查刮痧板边缘，清洁局部皮肤，均匀的涂抹刮痧油。

6.单手握板，将刮痧板放置掌心，用拇指和食指、中指夹住刮痧板，无名指小指紧贴刮痧板边角，从三个角度固定刮痧板。刮痧时利用指力和腕力调整刮痧板角度，使刮痧板与皮肤之间夹角约为45°，以肘关节为轴心，前臂做有规律的移动。

7.常用的肩部刮痧方法：

（1）刮肩上部：用弧线刮法，以后发际为起点，从风府及风池穴分别向肩井穴及肩髃穴方向刮拭，每侧刮拭20 ～ 30次为宜。

（2）刮肩胛骨内侧：用直线刮法、重刮法、刮拭肩胛骨内侧缘与脊椎之间，由大柱穴沿膀胱经向下刮至膈俞穴。每侧刮拭20～30次为宜。

（3）刮肩胛骨上下：用直线刮法，刮拭肩胛骨的上下窝，由内侧向外刮拭肩胛部。每侧刮拭10～20次为宜。

（4）刮肩后部：用弧线刮法。由巨骨刮向肩贞穴，即刮拭腋后线，刮拭10～20次为宜。

（5）刮肩前部：用弧线刮法，由肩前锁骨肩峰端刮向腋前纹头，即刮腋前线。自上向下刮20～30次，臂臑穴刮拭不宜过长。

（6）刮肩外侧：用重刮法、直线刮法。术者一手握住患者前臂手腕处，使上肢外展45°，刮拭肩关节外侧的三角肌正中及两侧缘，每条刮拭10～20次为宜。

8.刮痧时用力要均匀，由轻到重，以患者能耐受为度，单一方向，不要来回刮。

9.刮痧过程中随时观察局部皮肤情况及病情变化，询问患者有无不适，如有不适立即告知医务人员。

10.刮痧完毕，清洁局部皮肤，协助患者整理衣物，安置舒适体位，整理床单元。

11.做好记录并签名，清理、消毒用物。

（五）护理及注意事项

1.肩上、肩前刮痧除采用坐位外还可采用仰卧位，肩后部刮痧可取俯卧位或坐位。

2.肩部刮拭均按从上到下、从内向外的顺序，手法采用弧线刮法，轻重结合，以患者耐受为度。每条线均刮拭10～20次，整个肩部刮拭以15～20分钟为宜。

3.肩部刮痧应注意避开骨骼突出的部位，肩前部位皮肤娇嫩，手法宜轻以免造成损伤。

4.刮痧过程中随时观察患者的反应，如有不适感，应立即停止刮痧；严者可嘱患者平卧，保暖并饮温热水或糖水，必要时针刺人中、内关、合谷等穴。

（六）常见问题

同“常规刮痧”。

操作流程

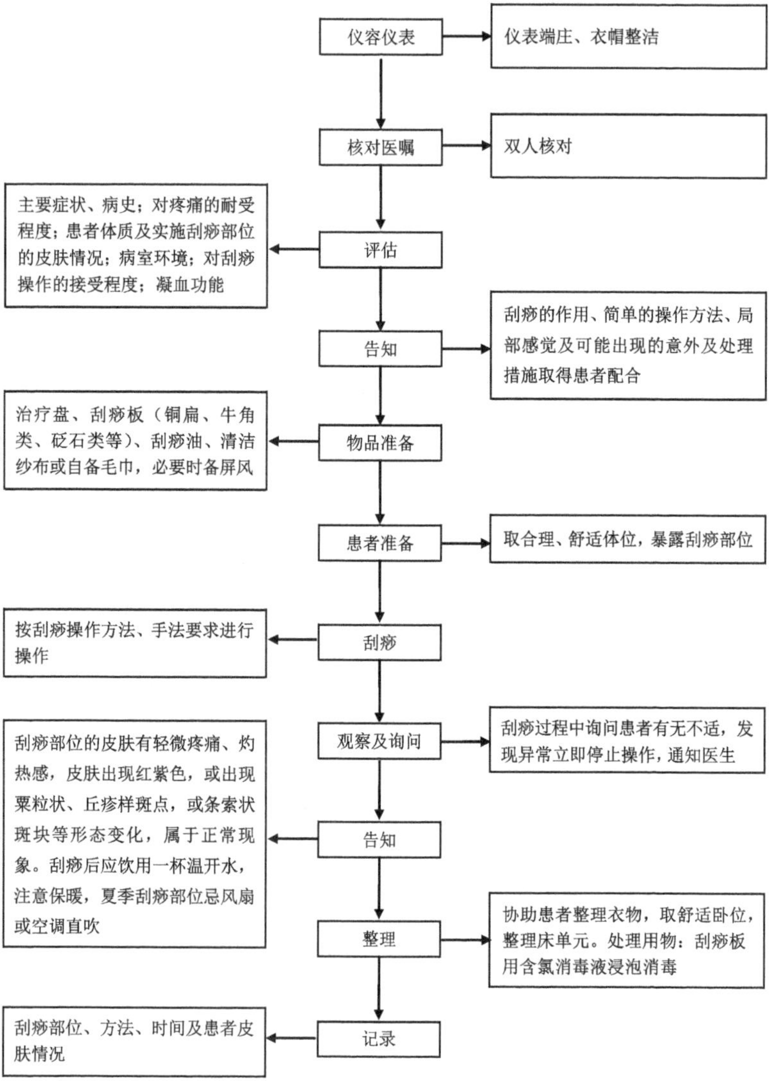
仪容仪表
仪表端庄、衣帽整洁
核对医嘱
双人核对
评估
主要症状、病史；对疼痛的耐受程度；患者体质及实施刮痧部位的皮肤情况；病室环境；对刮痧操作的接受程度；凝血功能
告知
刮痧的作用、简单的操作方法、局部感觉及可能出现的意外及处理措施取得患者配合
物品准备
治疗盘、刮痧板（铜扁、牛角类、砭石类等）、刮痧油、清洁纱布或自备毛巾，必要时备屏风
患者准备
取合理、舒适体位，暴露刮痧部位
刮痧
按刮痧操作方法、手法要求进行操作
观察及询问
刮痧过程中询问患者有无不适，发现异常立即停止操作，通知医生
告知
刮痧部位的皮肤有轻微疼痛、灼热感，皮肤出现红紫色，或出现粟粒状、丘疹样斑点，或条索状斑块等形态变化，属于正常现象。刮痧后应饮用一杯温开水，注意保暖，夏季刮痧部位忌风扇或空调直吹
整理
协助患者整理衣物，取舒适卧位，整理床单元。处理用物：刮痧板用含氯消毒液浸泡消毒
记录
刮痧部位、方法、时间及患者皮肤情况

操作考核评分标准

项目	分值	技术操作要求	评分等级				评分说明
			A	B	C	D	
仪表	2	仪表端庄、戴表	2	1	0	0	一项未完成扣1分
核对	2	核对医嘱	2	1	0	0	未核对扣2分；内容不全面扣1分
		刮痧部位皮肤情况、对疼痛的耐受程度	2	1	0	0	一项未完成扣1分
告知	4	解释作用、简单的操作方法、局部感受，取得患者配合	4	3	2	1	一项未完成扣1分
用物准备	6	洗手，戴口罩	2	1	0	0	未洗手扣1分；未戴口罩扣1分
		备齐并检查用物	4	3	2	1	少备一项扣1分；未检查一项扣1分，最高扣4分
环境与患者准备	8	病室整洁、保护隐私、注意保暖、避免对流风	4	3	2	1	一项未完成扣1分
		协助患者取舒适体位，暴露刮痧部位	4	3	2	1	未进行体位摆放扣2分；体位不舒适扣1分；未充分暴露刮痧部位皮肤扣2分
操作过程	50	核对医嘱	2	1	0	0	未核对扣2分；内容不全面扣1分
		再次检查刮痧板边缘是否光滑，有无破损，清洁局部皮肤，均匀涂抹刮痧油	6	4	2	0	未蘸取刮痧介质扣4分；介质量过多或过少扣2分；部位不准确扣2分
		拇指、食指和中指夹住刮板，无名指、小指紧贴刮板边角，从三个角度固定，刮板与皮肤之间夹角约为45°	4	2	0	0	握板不正确扣2分；刮板与皮肤之间夹角过大或过小扣2分

续　表

项目	分值	技术操作要求	评分等级				评分说明
			A	B	C	D	
操作过程	50	常用肩部刮痧手法	4	3	2	1	刮痧手法一项不正确扣1分
		用力均匀，由轻到重，以患者能耐受为度，单一方向，不要来回刮	10	8	6	4	用力不均匀扣2分；未由轻到重扣2分；来回刮扣2分；皮肤受损扣10分
		观察皮肤情况，询问患者感受，调节手法力度	8	6	4	2	未观察皮肤扣2分；未询问患者感受扣2分；未调整手法力度扣4分
		每部位刮10～20次，局部刮痧15～20分钟，一般不超过30分钟	4	2	0	0	刮痧方法一项不正确扣2分
		告知相关注意事项	4	2	0	0	未告知扣4分；告知不全扣2分
		清洁局部皮肤，整理衣物	2	1	0	0	未清洁皮肤扣2分；清洁不彻底扣1分
		协助患者取舒适体位，整理床单元	4	2	0	0	未安置体位扣2分；未整理床单元扣2分
		洗手、再次核对	2	1	0	0	未洗手扣1分；未核对扣1分
操作后处置	6	用物按《医疗机构消毒技术规范》处理	2	1	0	0	处置方法不正确扣1分/项，最高扣2分
		洗手	2	0	0	0	未洗手扣2分
		记录	2	1	0	0	未记录扣2分；记录不完全扣1分
评价	6	流程合理、技术熟练、局部皮肤无损伤、询问患者感受	6	4	2	0	一项不合格扣2分，最高扣6分
理论提问	10	肩部刮痧的常用手法	5	3	0	0	回答不全面扣2分/题；未答出扣5分/题
		肩部刮痧的注意事项	5	3	0	0	
得　分							

第五节 背腰部刮痧

概 念

背腰部刮痧技术是在中医经络腧穴理论指导下，应用边缘钝滑的器具（如牛角、砭石）等物，在背腰部相关部位或俞穴上进行刮拭，达到疏通经络，调整阴阳平衡及脏腑功能。

作 用

同“常规刮痧”。

适应证

主要适用于背部对应的脏腑疾病。

禁忌证

同“常规刮痧”。

操作要点

（一）评 估

1.病室环境及温湿度。

2.当前临床表现及主要症状、既往史、凝血功能、患者体质。

3.患者的二便情况，女性是否处于妊娠期或月经期。

4.背腰部刮痧部位的皮肤情况。

5.对疼痛的耐受程度及接受程度。

（二）物品准备

治疗盘、刮痧板（铜砭、牛角、砭石等）、刮痧油、清洁纱布或自备毛巾，必要时备屏风。

（三）告 知

1.告知刮痧的作用、目的、操作方法及局部感受。

2.刮痧部位的皮肤有轻微疼痛、灼热感，肩部皮肤出现紫红色瘀斑瘀点，或出现粟粒状、丘疹样斑点，或条索状斑块等形态变化，属于正常现象。

3.治疗过程中如有不适，及时告知。

4.刮痧后应饮用一杯温开水，注意保暖，夏季刮痧部位忌风扇或空调直吹。

（四）操作步骤

1.核对医嘱，根据刮痧部位选择适合的刮痧板，检查刮痧板边缘是否光滑，有无缺损裂痕。

2.备齐用物，携至床旁。做好解释，取得患者配合。

3.协助患者取坐位、卧位或扶伏位。

4.充分暴露刮痧部位，注意保护隐私及保暖。

5.再次检查刮痧板边缘是否光滑，清洁局部皮肤，均匀地涂抹刮痧油，选择合适的刮痧手法。

6.单手握板，将刮痧板放置掌心，用拇指和食指、中指夹住刮痧板，无名指小指紧贴刮痧板边角，从三个角度固定刮痧板。刮痧时利用指力和腕力调整刮痧板角度，使刮痧板与皮肤之间夹角约为45°，以肘关节为轴心，前臂做有规律的移动。

7.常用的背腰部刮痧方法：

（1）刮背腰部正中：患者取坐位或卧位，用轻刮法，刮拭背部正中线，从大椎至长强分段刮拭，每次10～20次为宜。

（2）刮两侧夹脊穴：夹脊穴在背部第1胸椎至第5腰椎棘突下

两侧，距脊椎旁开0.5寸，从上向下采用直线重刮法，每侧刮拭20～30次。

（3）刮两侧膀胱经第1侧线：距脊椎旁开1.5寸，从大杼穴上，由上向下重刮法、直线刮法等，每侧刮拭20～30次。

（4）刮两侧膀胱经第2侧线：距脊椎旁开3寸，操作方法与第一侧相同，每侧刮拭20～30次，整个背部以15～20分钟为宜。

8.刮痧时用力要均匀，由轻到重，以患者能耐受为度，单一方向，不要来回刮。

9.刮痧过程中随时观察局部皮肤情况及病情，询问患者有无不适，如有不适及时告知医护人员。

10.刮痧完毕，清洁局部皮肤，协助患者整理衣物，安置舒适体位，整理床单元。

11. 做好记录并签名，清理、消毒用物。

（五）护理及注意事项

1.背腰部刮痧的方向是从上到下，一般先刮背正中线的督脉，再刮两侧的膀胱经和夹脊穴。刮拭腰背部正中线时手法应轻柔，用力均匀，尽量拉长刮拭。

2.背腰部刮痧不仅可以治疗疾病，还可诊断疾病。

3.刮痧过程中随时观察患者的反应，如有不适，应立即停止刮痧；严重者可嘱患者平卧，保暖并饮温热水或糖水，必要时针刺人中、内关、合谷等穴。

（六）常见问题

同“常规刮痧”。

操作流程

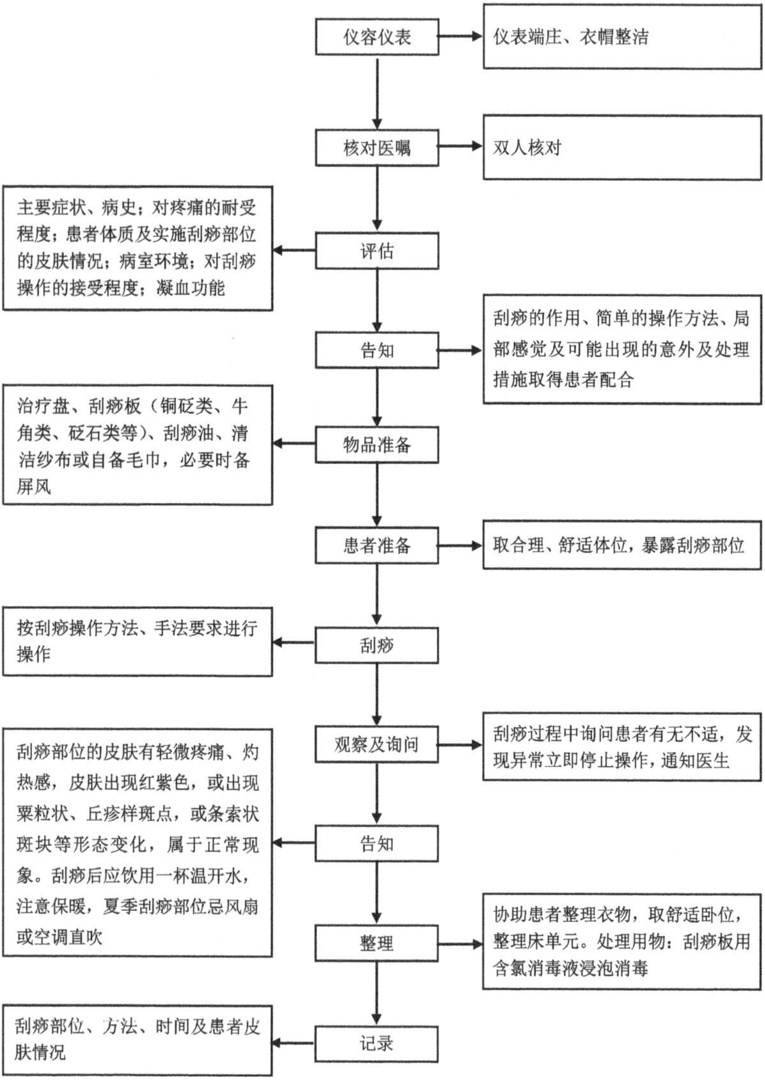
仪容仪表
仪表端庄、衣帽整洁
核对医嘱
双人核对
评估
主要症状、病史；对疼痛的耐受程度；患者体质及实施刮痧部位的皮肤情况；病室环境；对刮痧操作的接受程度；凝血功能
告知
刮痧的作用、简单的操作方法、局部感觉及可能出现的意外及处理措施取得患者配合
物品准备
治疗盘、刮痧板（铜砭类、牛角类、砭石类等）、刮痧油、清洁纱布或自备毛巾，必要时备屏风
患者准备
取合理、舒适体位，暴露刮痧部位
刮痧
按刮痧操作方法、手法要求进行操作
观察及询问
刮痧过程中询问患者有无不适，发现异常立即停止操作，通知医生
告知
刮痧部位的皮肤有轻微疼痛、灼热感，皮肤出现红紫色，或出现粟粒状、丘疹样斑点，或条索状斑块等形态变化，属于正常现象。刮痧后应饮用一杯温开水，注意保暖，夏季刮痧部位忌风扇或空调直吹
整理
协助患者整理衣物，取舒适卧位，整理床单元。处理用物：刮痧板用含氯消毒液浸泡消毒
记录
刮痧部位、方法、时间及患者皮肤情况

操作考核评分标准

项目	分值	技术操作要求	评分等级				评分说明
			A	B	C	D	
仪表	2	仪表端庄、戴表	2	1	0	0	一项未完成扣1分
核对	2	核对医嘱	2	1	0	0	未核对扣2分；内容不全面扣1分
		刮痧部位皮肤情况、对疼痛的耐受程度	2	1	0	0	一项未完成扣1分
告知	4	解释作用、简单的操作方法、局部感受，取得患者配合	4	3	2	1	一项未完成扣1分
用物准备	6	洗手，戴口罩	2	1	0	0	未洗手扣1分；未戴口罩扣1分
		备齐并检查用物	4	3	2	1	少备一项扣1分；未检查一项扣1分，最高扣4分
环境与患者准备	8	病室整洁、保护隐私、注意保暖、避免对流风	4	3	2	1	一项未完成扣1分
		协助患者取舒适体位，暴露刮痧部位	4	3	2	1	未进行体位摆放扣2分；体位不舒适扣1分；未充分暴露刮痧部位皮肤扣2分
操作过程	50	核对医嘱	2	1	0	0	未核对扣2分；内容不全面扣1分
		再次检查刮痧板边缘是否光滑，有无破损，清洁局部皮肤，均匀涂抹刮痧油	6	4	2	0	未蘸取刮痧介质扣4分；介质量过多或过少扣2分；部位不准确扣2分
		拇指、食指和中指夹住刮板，无名指、小指紧贴刮板边角，从三个角度固定，刮板与皮肤之间夹角约为45°	4	2	0	0	握板不正确扣2分；刮板与皮肤之间夹角过大或过小扣2分

续 表

项目	分值	技术操作要求	评分等级				评分说明
			A	B	C	D	
操作过程	50	常用腰背部刮痧手法	4	3	2	1	刮痧手法一项不正确扣1分
		用力均匀，由轻到重，以患者能耐受为度，单一方向，不要来回刮	10	8	6	4	用力不均匀扣2分；未由轻到重扣2分；来回刮扣2分；皮肤受损扣10分
		观察皮肤情况，询问患者感受，调节手法力度	8	6	4	2	未观察皮肤扣2分；未询问患者感受扣2分；未调整手法力度扣4分
		每部位刮20～30次，局部刮痧15～20分钟，一般不超过30分钟	4	2	0	0	刮痧方法一项不正确扣2分
		告知相关注意事项	4	2	0	0	未告知扣4分；告知不全扣2分
		清洁局部皮肤，整理衣物	2	1	0	0	未清洁皮肤扣2分；清洁不彻底扣1分
		协助患者取舒适体位，整理床单元	4	2	0	0	未安置体位扣2分；未整理床单元扣2分
		洗手、再次核对	2	1	0	0	未洗手扣1分；未核对扣1分
操作后处置	6	用物按《医疗机构消毒技术规范》处理	2	1	0	0	处置方法不正确扣1分/项，最高扣2分
		洗手	2	0	0	0	未洗手扣2分
		记录	2	1	0	0	未记录扣2分；记录不完全扣1分
评价	6	流程合理、技术熟练、局部皮肤无损伤、询问患者感受	6	4	2	0	一项不合格扣2分，最高扣6分
理论提问	10	腰背部刮痧的常用手法	5	3	0	0	回答不全面扣2分/题；未答出扣5分/题
		腰背部刮痧的注意事项	5	3	0	0	
得　分							

第六节　胸腹部刮痧

概　念

胸腹部刮痧技术是在中医经络腧穴理论指导下，应用边缘钝滑的器具（如牛角、砭石）等物，在胸腹部相关穴位上进行刮拭，达到疏通头部经络，调整阴阳平衡及脏腑功能。

作　用

1.疏通经络，宣肺利咽。

2.宽胸理气，降逆止呕。

3.化湿导滞，利水消肿。

适应证

主要适用于胸部及腹部相关性疾病。胸部如心慌、胸闷、心律不齐、慢性支气管炎、乳腺炎、小叶增生等。腹部如腹泻、便秘、食欲不振、腹胀、腹痛等。

禁忌证

1.同“常规刮痧”。

2.女性乳头部位，脐中（即神阙穴）禁刮。

操作要点

（一）评　估

1.病室环境及温湿度。

2.当前临床表现及主要症状、既往史、凝血功能、患者体质。

3.患者的二便情况，女性是否处于妊娠期或月经期。

4.胸腹部刮痧部位的皮肤情况，胸部检查是否有畸形及骨折。

5.对疼痛的耐受程度及接受程度。

（二）物品准备

治疗盘、刮痧板（铜砭、牛角、砭石等）、清洁纱布或自备毛巾，必要时备屏风。

（三）告　知

1.告知刮痧的作用、目的、操作方法及局部感受。

2.刮痧部位的皮肤有轻微疼痛、灼热感，肩部皮肤出现紫红色瘀斑瘀点，或出现粟粒状、丘疹样斑点，或条索状斑块等形态变化，属于正常现象。

3.治疗过程中如有不适，及时告知。

4.刮痧后应饮用一杯温开水，注意保暖，夏季刮痧部位忌风扇或空调直吹。

（四）操作步骤

1.核对医嘱，根据刮痧部位选择适合的刮痧板，检查刮痧板边缘是否光滑，有无缺损裂痕。

2.备齐用物，携至床旁。做好解释，取得患者配合。

3.协助患者取坐位、仰靠坐位或仰卧位。

4.充分暴露刮痧部位，注意保护隐私及保暖。

5.再次检查刮痧板边缘，清洁局部皮肤，均匀涂抹刮痧油，选择合适的刮痧手法。

6.单手握板，将刮痧板放置掌心，用拇指和食指、中指夹住刮痧板，无名指小指紧贴刮痧板边角，从三个角度固定刮痧板。刮痧时利用指力和腕力调整刮痧板角度，使刮痧板与皮肤之间夹角约为45°，以肘关节为轴心，前臂做有规律的移动。

7.常用的胸部刮痧方法：

（1）刮胸部正中线：刮拭时采用轻刮法，起于天突穴，向下刮至剑突处，刮拭10～20次为宜。刮至天突穴及膻中穴时，将刮痧板的棱角利用腕力点压，有规律地按揉3～5次。

（2）刮胸部两侧：刮拭时采用轻刮法、角刮法。用刮痧板的薄面边缘，从正中线从上到下，由内向外刮。每一肋间隙刮拭10～20次为宜。整个胸部刮拭10～15分钟为宜。

8.常用的腹部刮痧方法：

（1）刮腹部正中线：患者取仰卧位，采用边刮法、重刮法，从腹部正中线，从上向下，从中脘穴刮至中极穴。刮拭20～30次为宜。重点刮拭中脘穴。

（2）刮腹部第1侧线：用边刮法将刮痧板置于距正中线旁开0.5寸处，（足少阴肾经循行）从上向下（幽门穴—横骨穴），刮拭20～30次为宜。

（3）刮腹部第2侧线：用边刮法将刮痧板置于距正中线旁开2寸处，（足阳明胃经循行）从上向下（不容穴—气冲穴），刮拭20～30次为宜。注意用力应逐渐加强后减弱。以患者耐受为度。

（4）刮腹部第3侧线：用边刮法将刮痧板置于距正中线旁开4寸处，（足太阴脾经循行）从上向下（腹哀穴—府舍穴），刮拭20～30次为宜。注意整个腹部以15～20分钟为宜。

9.刮痧时用力要均衡柔和，由轻到重，以患者能耐受为度，单一方向，不要来回刮。

10.刮痧过程中随时观察局部皮肤情况及病情变化，询问患者有无不适，如有不适立即告知医务人员。

11.刮痧完毕，协助患者整理衣物，安置舒适体位，整理床单元。

12.做好记录并签名，清理、消毒用物。

（五）**护理及注意事项**

1.同“常规刮痧”。

2.对胸腹部刮痧治疗时，刮痧板与体表的接触面角度小，受力就相对小，角度以小于45°为宜。角度越大，力度就相对越重。

3.腹部刮痧用力要均衡柔和，以免造成患者感觉不适。

4.刮痧过程中随时观察患者的反应，如有不适感，应立即停止刮痧；严重者可嘱患者平卧，保暖并饮温热水或糖水，必要时针刺人中、内关、合谷等穴。

（六）**常见问题**

同“常规刮痧”。

操作流程

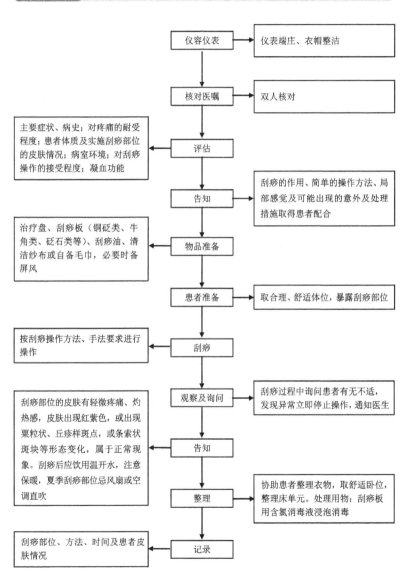

- 仪容仪表 → 仪表端庄、衣帽整洁
- 核对医嘱 → 双人核对
- 评估 → 主要症状、病史；对疼痛的耐受程度；患者体质及实施刮痧部位的皮肤情况；病室环境；对刮痧操作的接受程度；凝血功能
- 告知 → 刮痧的作用、简单的操作方法、局部感觉及可能出现的意外及处理措施取得患者配合
- 物品准备 → 治疗盘、刮痧板（铜砭类、牛角类、砭石类等）、刮痧油、清洁纱布或自备毛巾，必要时备屏风
- 患者准备 → 取合理、舒适体位，暴露刮痧部位
- 刮痧 → 按刮痧操作方法、手法要求进行操作
- 观察及询问 → 刮痧过程中询问患者有无不适，发现异常立即停止操作，通知医生
- 告知 → 刮痧部位的皮肤有轻微疼痛、灼热感，皮肤出现红紫色，或出现粟粒状、丘疹样斑点，或条索状斑块等形态变化，属于正常现象。刮痧后应饮用温开水，注意保暖，夏季刮痧部位忌风扇或空调直吹
- 整理 → 协助患者整理衣物，取舒适卧位，整理床单元。处理用物：刮痧板用含氯消毒液浸泡消毒
- 记录 → 刮痧部位、方法、时间及患者皮肤情况

操作考核评分标准

项目	分值	技术操作要求	评分等级				评分说明
			A	B	C	D	
仪表	2	仪表端庄、戴表	2	1	0	0	一项未完成扣1分
核对	2	核对医嘱	2	1	0	0	未核对扣2分；内容不全面扣1分
		刮痧部位皮肤情况、对疼痛的耐受程度	2	1	0	0	一项未完成扣1分
告知	4	解释作用、简单的操作方法、局部感受，取得患者配合	4	3	2	1	一项未完成扣1分
用物准备	6	洗手，戴口罩	2	1	0	0	未洗手扣1分；未戴口罩扣1分
		备齐并检查用物	4	3	2	1	少备一项扣1分；未检查一项扣1分，最高扣4分
环境与患者准备	8	病室整洁、保护隐私、注意保暖、避免对流风	4	3	2	1	一项未完成扣1分
		协助患者取坐位、仰靠坐位或仰卧位，暴露刮痧部位	4	3	2	1	未进行体位摆放扣2分；体位不舒适扣1分；未充分暴露刮痧部位皮肤扣2分
操作过程	50	核对医嘱	2	1	0	0	未核对扣2分；内容不全面扣1分
		再次检查刮痧板边缘是否光滑，有无破损，清洁局部皮肤，均匀涂抹刮痧油	6	4	2	0	未蘸取刮痧介质扣4分；介质量过多或过少扣2分；部位不准确扣2分
		拇指、食指和中指夹住刮板，无名指、小指紧贴刮板边角，从三个角度固定，刮板与皮肤之间夹角约为45°	4	2	0	0	握板不正确扣2分；刮板与皮肤之间夹角过大或过小扣2分

续　表

项目	分值	技术操作要求	评分等级				评分说明
			A	B	C	D	
操作过程	50	常用胸腹部刮痧手法	4	3	2	1	刮痧手法一项不正确扣1分
		用力均匀，由轻到重，以患者能耐受为度，单一方向，不要来回刮	10	8	6	4	用力不均匀扣2分；未由轻到重扣2分；来回刮扣2分；皮肤受损扣10分
		观察皮肤情况，询问患者感受，调节手法力度	8	6	4	2	未观察皮肤扣2分；未询问患者感受扣2分；未调整手法力度扣4分
		每部位刮20～30次，整个胸部刮痧以10～15分钟为宜，整个腹部刮痧以15～20分钟为宜	4	2	0	0	刮痧方法一项不正确扣2分
		告知相关注意事项	4	2	0	0	未告知扣4分；告知不全扣2分
		清洁局部皮肤，整理衣物	2	1	0	0	未清洁皮肤扣2分；清洁不彻底扣1分
		协助患者取舒适体位，整理床单元	4	2	0	0	未安置体位扣2分；未整理床单元扣2分
		洗手、再次核对	2	1	0	0	未洗手扣1分；未核对扣1分
操作后处置	6	用物按《医疗机构消毒技术规范》处理	2	1	0	0	处置方法不正确扣1分/项，最高扣2分
		洗手	2	0	0	0	未洗手扣2分
		记录	2	1	0	0	未记录扣2分；记录不完全扣1分
评价	6	流程合理、技术熟练、局部皮肤无损伤、询问患者感受	6	4	2	0	一项不合格扣2分，最高扣6分
理论提问	10	胸腹部刮痧的常用手法	5	3	0	0	回答不全面扣2分/题；未答出扣5分/题
		胸腹部刮痧的注意事项	5	3	0	0	
得　分							

第七节　四肢部刮痧

概　念

四肢部刮痧技术是在中医经络腧穴理论指导下，应用边缘钝滑的器具（如牛角、砭石）等物，在四肢相关穴位上进行刮拭，达到疏通经络、调整阴阳平衡及脏腑功能的技术操作。

作　用

1.祛痰利咽，疏风活络。

2.开窍醒神，镇惊息风。

3.疏筋利节，调补肝肾。

适应证

主要适用于上肢及下肢相关性疾病。上肢刮痧主要用咳嗽、咳喘、失眠、胸痛、胸闷、臂肘腕痛、肋间痛、五官不利、耳鸣、耳聋、肩臂疼痛、肢体麻木等。下肢刮痧主要用于腰椎间盘突出、坐骨神经痛、腰肌劳损、腹痛、痛经、便秘、肌肉痛、足跟痛等。

禁忌证

1.同“常规刮痧”。

2.膝关节红肿或关节积液者禁刮。

3.四肢皮下不明原因的包块、皮肤局部红肿破溃感染部位。

4.肘关节内侧尺神经、腋窝大血管及骨骼突出处。

操作要点

（一）评　估

1.病室环境及温湿度。

2.当前临床表现及主要症状、既往史、凝血功能、患者体质。

3.患者的二便情况，女性是否处于妊娠期或月经期。

4.四肢部刮痧部位的皮肤情况。

5.对疼痛的耐受程度及接受程度。

（二）物品准备

治疗盘、刮痧板（铜扁类、牛角、砭石等）、清洁纱布或自备毛巾，必要时备屏风。

（三）告　知

1.告知刮痧的作用、目的、操作方法及局部感受。

2.刮痧部位的皮肤有轻微疼痛、灼热感，肩部皮肤出现紫红色瘀斑瘀点，或出现粟粒状、丘疹样斑点，或条索状斑块等形态变化，属于正常现象。

3.治疗过程中如有不适，及时告知医务人员。

4.刮痧后应饮用一杯温开水，注意保暖，夏季刮痧部位忌风扇或空调直吹。

（四）操作步骤

1.核对医嘱，根据刮痧部位选择适合的刮痧板，检查刮痧板边缘是否光滑，有无缺损裂痕。

2.备齐用物，携至床旁。做好解释，取得患者配合。

3.根据刮拭部位选取合适的体位，如坐位、仰卧位、侧卧位等。

4.充分暴露刮痧部位，注意保护隐私及保暖。

5.再次检查刮痧板边缘，清洁局部皮肤，均匀涂抹刮痧油，选择合适的刮痧手法。

6.单手握板，将刮痧板放置掌心，用拇指、食指和中指夹住刮痧板，无名指、小指紧贴刮痧板边角，从三个角度固定刮痧板。刮痧时利用指力和腕力调整刮痧板角度，使刮痧板与皮肤之间夹角约为45°，以肘关节为轴心，前臂做有规律的移动。

7.常用的上部刮痧方法如下。

（1）上肢外侧刮：刮痧板由上向下依次内侧刮拭，即根据手阳明大肠经、手少阳三焦经和手太阳小肠经循行进行刮，每一个部位刮拭10～20次为宜。注意合谷、外关、支沟等穴可以采用点压、按揉法。

（2）上肢内侧刮：刮痧板由上向下依次外侧刮拭，即根据手太阴经、手厥阴心包经和手少阴心经循行进行刮，每一个部位刮拭10～20次为宜。注意内关、神门、尺泽等穴可以采用点压、按揉法。

8.常用的下肢部刮痧方法如下。

（1）刮下肢外、后侧：以膝关节为界分上下两段分别刮拭。由上向下依次根据足阳明胃经、足少阳胆经和足太阳膀胱经循行进行刮，每一个部位刮拭10～20次为宜。注意环跳、丰隆、承山等穴可以采用点压、按揉法。

（2）刮下肢内侧：以膝关节为界分上下两段分别刮拭。由上向下依次根据足太阴脾经、足厥阴肝经和足少阴肾经循行进行刮，每一个部位刮拭10～20次为宜。注意太溪、三阴交、血海等穴可以采用点压、按揉法。

9.常用膝关节部刮痧方法如下。

（1）刮按膝眼：用刮痧板部点按刮拭双膝眼，由里向外，由后向外刮。每侧膝眼刮拭10～20次。

（2）刮膝关节前面：足阳明胃经所过部位。从上而下，先将刮痧板置于伏兔穴，采用直线刮法刮至梁丘，再将刮痧板置于犊鼻穴，采用直线刮法刮至足三里，每段刮拭10～20次。

（3）刮膝关节内侧部：将刮痧板从上而下，用按揉或直线刮法，重点刮拭曲泉、阴陵泉、膝关等穴。每侧刮拭10～20次。

（4）刮膝关节外侧部：将刮痧板从上而下，用按揉或点压法，重点刮拭阳陵泉、梁丘等穴。每侧刮拭10～20次。

（5）刮膝关节后面部：将刮痧板从上而下，采用按揉和直线刮法，重点刮拭委中、委阳等穴。每侧刮拭10～20次。整个膝关节部刮拭时间以15分钟为宜。

10.刮痧时用力要均匀，由轻到重，以患者能耐受为度，单一方向，不要来回刮。

11.刮痧过程中随时观察局部皮肤情况及病情变化，询问患者有无不适，如有不适立即告知医务人员。

12.刮痧完毕，协助患者整理衣物，安置舒适体位，整理床单元。

13.做好记录并签名，清理、消毒用物。

（五）护理及注意事项

1.同“常规刮痧”。

2.四肢部刮拭应尽量拉长，遇关节、神经、大血管及骨突处，不可强力重刮，应尽量避开。

3.根据刮拭需要，一般仰卧位或坐位刮拭上下肢外侧和内侧，俯卧位刮拭上下肢后侧，应尽量减少变换体位的次数。

4.刮痧过程中随时观察患者的反应，如有不适感，应立即停止刮痧；严重者可嘱患者平卧，保暖并饮温热水或糖水，必要时针刺人中、内关、合谷等穴。

（六）常见问题

同“常规刮痧”。

操作流程

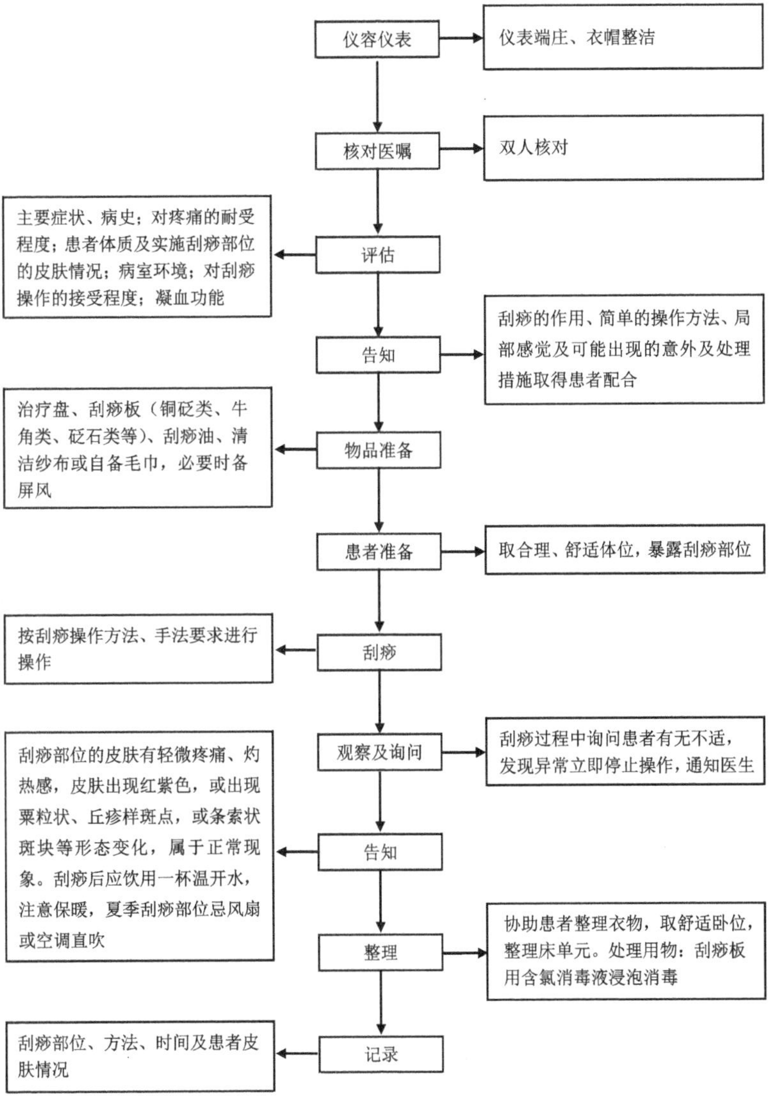
仪容仪表
仪表端庄、衣帽整洁
核对医嘱
双人核对
评估
主要症状、病史；对疼痛的耐受程度；患者体质及实施刮痧部位的皮肤情况；病室环境；对刮痧操作的接受程度；凝血功能
告知
刮痧的作用、简单的操作方法、局部感觉及可能出现的意外及处理措施取得患者配合
物品准备
治疗盘、刮痧板（铜砭类、牛角类、砭石类等）、刮痧油、清洁纱布或自备毛巾，必要时备屏风
患者准备
取合理、舒适体位，暴露刮痧部位
刮痧
按刮痧操作方法、手法要求进行操作
观察及询问
刮痧过程中询问患者有无不适，发现异常立即停止操作，通知医生
告知
刮痧部位的皮肤有轻微疼痛、灼热感，皮肤出现红紫色，或出现粟粒状、丘疹样斑点，或条索状斑块等形态变化，属于正常现象。刮痧后应饮用一杯温开水，注意保暖，夏季刮痧部位忌风扇或空调直吹
整理
协助患者整理衣物，取舒适卧位，整理床单元。处理用物：刮痧板用含氯消毒液浸泡消毒
记录
刮痧部位、方法、时间及患者皮肤情况

操作考核评分标准

项目	分值	技术操作要求	评分等级				评分说明
			A	B	C	D	
仪表	2	仪表端庄、戴表	2	1	0	0	一项未完成扣1分
核对	2	核对医嘱	2	1	0	0	未核对扣2分；内容不全面扣1分
		刮痧部位皮肤情况、对疼痛的耐受程度	2	1	0	0	一项未完成扣1分
告知	4	解释作用、简单的操作方法、局部感受，取得患者配合	4	3	2	1	一项未完成扣1分
用物准备	6	洗手，戴口罩	2	1	0	0	未洗手扣1分；未戴口罩扣1分
		备齐并检查用物	4	3	2	1	少备一项扣1分；未检查一项扣1分，最高扣4分
环境与患者准备	8	病室整洁、保护隐私、注意保暖、避免对流风	4	3	2	1	一项未完成扣1分
		协助患者取坐位、仰靠坐位或仰卧位，暴露刮痧部位	4	3	2	1	未进行体位摆放扣2分；体位不舒适扣1分；未充分暴露刮痧部位皮肤扣2分
操作过程	50	核对医嘱	2	1	0	0	未核对扣2分；内容不全面扣1分
		再次检查刮痧板边缘是否光滑，有无破损，清洁局部皮肤，均匀涂抹刮痧油	6	4	2	0	未蘸取刮痧介质扣4分；介质量过多或过少扣2分；部位不准确扣2分
		拇指、食指和中指夹住刮板，无名指、小指紧贴刮板边角，从三个角度固定，刮板与皮肤之间夹角约为45°	4	2	0	0	握板不正确扣2分；刮板与皮肤之间夹角过大或过小扣2分

续　表

项目	分值	技术操作要求	评分等级				评分说明
			A	B	C	D	
操作过程	50	常用四肢部刮痧手法	4	3	2	1	刮痧手法一项不正确扣1分
		用力均匀，由轻到重，以患者能耐受为度，单一方向，不要来回刮	10	8	6	4	用力不均匀扣2分；未由轻到重扣2分；来回刮扣2分；皮肤受损扣10分
		观察皮肤情况，询问患者感受，调节手法力度	8	6	4	2	未观察皮肤扣2分；未询问患者感受扣2分；未调整手法力度扣4分
		每部位刮10～20次，膝关节刮痧以15分钟为宜。	4	2	0	0	刮痧方法一项不正确扣2分
		告知相关注意事项	4	2	0	0	未告知扣4分；告知不全扣2分
		清洁局部皮肤，整理衣物	2	1	0	0	未清洁皮肤扣2分；清洁不彻底扣1分
		协助患者取舒适体位，整理床单元	4	2	0	0	未安置体位扣2分；未整理床单元扣2分
		洗手、再次核对	2	1	0	0	未洗手扣1分；未核对扣1分
操作后处置	6	用物按《医疗机构消毒技术规范》处理	2	1	0	0	处置方法不正确扣1分/项，最高扣2分
		洗手	2	0	0	0	未洗手扣2分
		记录	2	1	0	0	未记录扣2分；记录不完全扣1分
评价	6	流程合理、技术熟练、局部皮肤无损伤、询问患者感受	6	4	2	0	一项不合格扣2分，最高扣6分
理论提问	10	四肢部刮痧的常用手法	5	3	0	0	回答不全面扣2分/题；未答出扣5分/题
		四肢部刮痧的注意事项	5	3	0	0	
得　分							

第四章

耳穴疗法

在中国，耳穴疗法已有两千多年历史，是由传统针灸医疗体系派生出来的一个分支，是通过耳郭诊断和治疗疾病的一种方法。耳穴疗法起源于中国。早在《内经》成书之前，古代医家就积累了不少关于耳与全身相联系的经验和知识，并将其加以总结归纳，编入早期医学文献中。目前已知最早的经脉学和灸疗学专著《足臂十一脉灸经》和《阴阳十一脉灸经》中就记载了耳与上肢、眼、颊、咽喉相联系的“耳脉”。《内经》中不仅将“耳脉”发展成了手少阳三焦经，而且对耳与经脉、经别、经筋的关系都有比较详尽的记载。1955年，美国国际耳穴培训中心提出耳穴近脑学说、耳穴作用原理与中枢神经、自主神经、体液神经、免疫系统、遗传系统等有关，充实了耳穴诊治疾病原理。1957年，法国医学博士、外科医师诺吉尔（P.Nogier）首次提出形如“胎盘倒影”的耳穴图。耳医学是一门具有发展活力的学科，目前已形成了一支耳医学研究队伍，将为人类医疗卫生保健事业发挥更大作用。

第一节 耳穴贴压

概 念

耳穴贴压又称压丸法，是采用王不留行籽、莱菔籽、磁珠等丸状物贴压于耳郭上的穴位或反应点，以疏通经络，调整脏腑气血功能，促进机体的阴阳平衡，从而防治疾病、改善症状的一种操作方法，属于耳针技术范畴。

作 用

1.疏通经络，调和气血。

2.调节神经平衡，镇静止痛。

3.预防疾病，强身健体。

适应证

广泛用于内、外、妇、儿、神经、五官、皮肤等各科疾病。如各种疼痛性疾病、各种炎症性疾病、变态反应性疾病、内分泌代谢及泌尿生殖系统、各种慢性疾病等。

禁忌证

1.严重心脏病患者不宜使用，更不宜采用强刺激，如电针、放血等。

2.凝血功能差、有出血倾向的、出血史等。

3.妊娠期妇女尤其在前3个月不宜使用。忌用子宫、腹、卵巢、内分泌等穴。有习惯性流产者忌用。

4.外耳疾患，如溃疡、湿疹、冻疮破溃者暂时不宜使用。

操作要点

（一）评　估

1.病室环境及温湿度。

2.当前临床表现及主要症状、既往史、过敏史（尤其对胶布有无过敏）等。

3.患者的二便情况，女性是否处于妊娠期或月经期。

4.耳部皮肤情况。

5.对疼痛的耐受程度及接受程度。

（二）物品准备

治疗盘，王不留行籽、莱菔籽或磁珠等丸状物，胶布、75%酒精、棉签、探棒、止血钳或镊子、弯盘、污物碗，必要时可备耳穴模型。

（三）告　知

1.告知耳穴的作用、目的、操作方法及局部感受。

2.耳穴贴压的局部感觉有热、麻、胀、痛，如有不适及时通知护士。

3.每贴压一次，可在耳穴上放置3～7天，贴压期间每日自行按压3～5次，每次每穴1～2分钟。疗程间休息1～2天后进行下一个疗程。

（四）操作步骤

1.核对医嘱，评估患者。

2.备齐用物，携至床旁。做好解释，取得患者配合。

3.协助患者取侧卧位或坐位。

4.遵照医嘱，术者一手持耳轮后上方，一手持探棒查耳穴敏感点，确定贴压部位。

5. 75%酒精自上而下、由内到外、从前到后消毒耳部皮肤。

6.选用质硬而光滑的王不留行籽或磁珠等丸状物粘附在0.7cm×0.7cm大小的胶布中央，用止血钳或镊子夹住，贴敷于选好的耳穴部位上，并给予适当按压（揉），一边按压一边询问患者有无热、麻、胀、痛等“得气”感。

7.观察患者局部皮肤，询问有无不适感。

8.常用按压手法：

（1）对压法：用食指和拇指的指腹置于患者耳郭的正面和背面，相对按压，直至出现热、麻、胀、痛等感觉，食指和拇指可边压边左右移动，或做圆形移动，一旦找到敏感点，则持续对压20～30秒。对内脏痉挛性疼痛、躯体疼痛有较好的镇痛作用。

（2）直压法：用指尖垂直按压耳穴，至患者产生胀痛感，持续按压20～30秒，间隔少许，重复按压，每次按压3～5分钟。

（3）点压法：用指尖一压一松地按压耳穴，每次间隔0.5秒。本法以患者感到胀而略沉重刺痛为宜，用力不宜过重。一般每次每穴可按压27下，具体可视病情而定。

9.撤籽：用镊子或止血钳取下耳穴贴，用75%酒精擦拭耳部粘贴痕迹。

10.观察病情及局部皮肤颜色变化，询问患者有无不适。

11.协助患者安置舒适体位，整理床单元。

12. 做好记录并签名，清理、消毒用物。

（五）护理及注意事项

1.防止胶布潮湿，贴敷张力降低和皮肤感染。观察患者耳部皮肤情况，如患者耳部局部出现粟粒样丘疹伴有痒感或红肿，皮肤破溃组织液渗出时，可即可取下胶布和贴压物。对普通胶布过敏者改用脱敏胶布。

2.耳穴贴压每次选择一侧耳穴，双侧耳穴轮流使用。夏季易出汗，留置时间1～3天，冬季留置3～7天。

3.侧卧时，压贴处疼痛较甚时，可将胶布稍放松一下或将胶布取下或移动位置即可。

4.耳穴贴压后，患者自行按摩时，以按压为主，切勿揉搓，以免搓破皮肤造成耳部感染。

（六）常见问题

1.耳穴贴脱落进入耳道

（1）原因：①胶布潮湿，黏性减弱。②耳部清洁不彻底，耳部过于油腻。③夏天易出汗，粘贴时间过久，黏性易减弱。

（2）临床表现：粘贴数量减少及耳内不适或疼痛等。

（3）预防及处理：①耳穴贴压前彻底清洁、消毒耳部皮肤，待干后再粘贴耳穴贴。②耳穴贴压期间注意防水，以免脱落，确认贴压数量，发现粘贴数量减少，及时查找原因并处理。③夏天出汗，贴压耳穴的数量不宜过多，时间不宜过长。④若耳穴贴脱落，需重新贴压，若不慎落入耳道，应拿无菌镊子夹取，必要时请耳鼻喉科医生对症处理。

2.皮肤感染

（1）原因：①夏天易出汗或胶布被水打湿。②贴压耳穴过多，时间过长。

（2）临床表现：患者耳部局部出现粟粒样丘疹伴有痒感或红肿热痛，甚至皮肤破溃组织液渗出等。

（3）预防及处理：①夏天出汗，贴压耳穴不宜过多，时间不宜过长，建议3天更换一次，以防胶布潮湿或皮肤感染。②患者耳郭皮肤有炎症或冻疮，则不宜贴压。③贴压后患者自行按压时，切勿揉搓，以免搓破皮肤。④若发生皮肤感染，遵医嘱对症处理。

3.胶布过敏

（1）原因：对胶布过敏者。

（2）临床表现：患者耳部局部出现粟粒样丘疹伴有痒感或红肿热痛等。

（3）预防及处理：①对胶布过敏者选用脱敏胶布。②若发生皮肤过敏，立即去除耳穴贴；情况严重者，遵医嘱给予内服或外用抗过敏药物。

操作流程

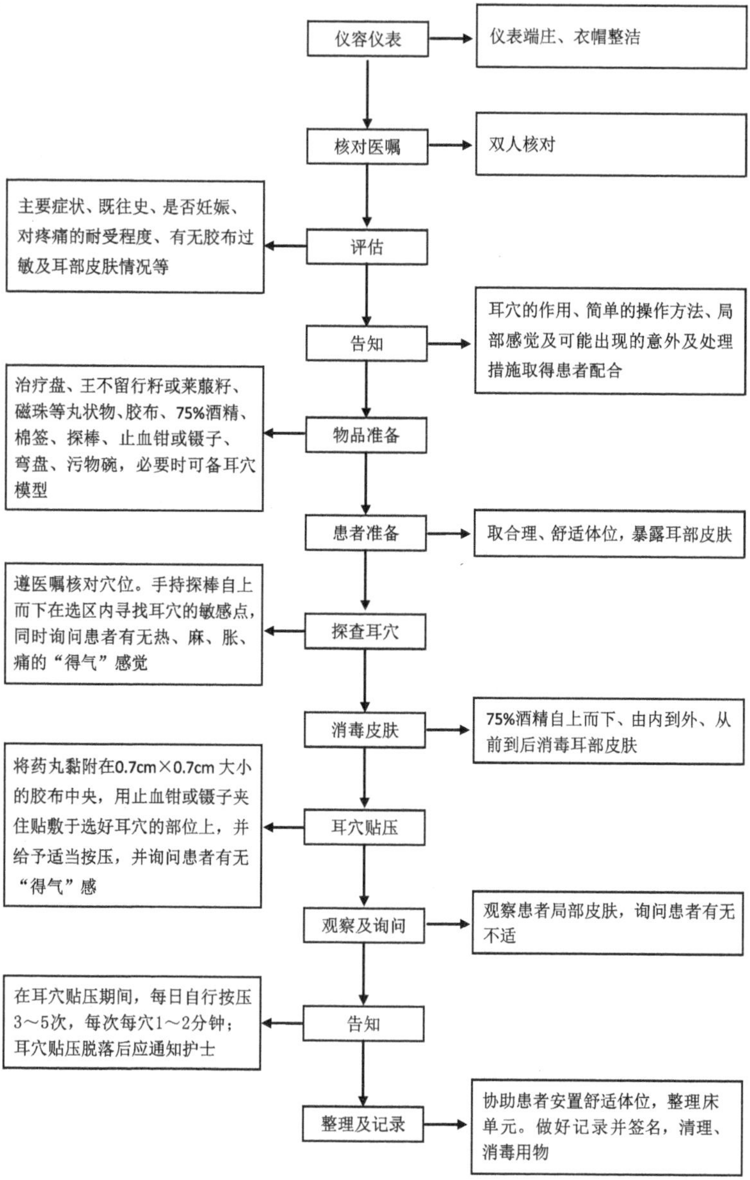
仪容仪表
仪表端庄、衣帽整洁
核对医嘱
双人核对
评估
主要症状、既往史、是否妊娠、对疼痛的耐受程度、有无胶布过敏及耳部皮肤情况等
告知
耳穴的作用、简单的操作方法、局部感觉及可能出现的意外及处理措施取得患者配合
物品准备
治疗盘、王不留行籽或莱菔籽、磁珠等丸状物、胶布、75%酒精、棉签、探棒、止血钳或镊子、弯盘、污物碗，必要时可备耳穴模型
患者准备
取合理、舒适体位，暴露耳部皮肤
探查耳穴
遵医嘱核对穴位。手持探棒自上而下在选区内寻找耳穴的敏感点，同时询问患者有无热、麻、胀、痛的“得气”感觉
消毒皮肤
75%酒精自上而下、由内到外、从前到后消毒耳部皮肤
耳穴贴压
将药丸黏附在0.7cm×0.7cm大小的胶布中央，用止血钳或镊子夹住贴敷于选好耳穴的部位上，并给予适当按压，并询问患者有无“得气”感
观察及询问
观察患者局部皮肤，询问患者有无不适
告知
在耳穴贴压期间，每日自行按压3～5次，每次每穴1～2分钟；耳穴贴压脱落后应通知护士
整理及记录
协助患者安置舒适体位，整理床单元。做好记录并签名，清理、消毒用物

操作考核评分标准

项目	分值	技术操作要求	评分等级 A	B	C	D	评分说明
仪表	2	仪表端庄、戴表	2	1	0	0	一项未完成扣1分
核对	2	核对医嘱	2	1	0	0	未核对扣2分；内容不全面扣1分
评估	5	临床症状、既往史、是否妊娠	3	2	1	0	一项未完成扣1分
		耳部皮肤情况、对疼痛的耐受程度	2	1	0	0	一项未完成扣1分
告知	3	解释作用、操作方法、局部感受，取得患者配合	3	2	1	0	一项未完成扣1分
用物准备	6	洗手，戴口罩	2	1	0	0	未洗手扣1分；未戴口罩扣1分
		备齐并检查用物	4	3	2	1	少备一项扣1分；未检查一项扣1分，最高扣4分
患者准备		协助患者取舒适体位	2	1	0	0	未进行体位摆放扣2分；体位不舒适扣1分
		暴露耳部皮肤	2	0	0	0	未充分暴露耳部皮肤扣2分
操作过程 贴豆	48	核对医嘱	2	1	0	0	未核对扣2分；内容不全面扣1分
		持探棒由上而下寻找敏感点	6	4	2	0	动作生硬扣2分；穴位不准确扣2分/穴位，最高扣6分
		消毒方法：使用75%酒精自上而下、由内到外、从前到后消毒皮肤，待干	6	4	2	0	消毒液使用不规范扣2分；消毒顺序不正确扣2分；未待干扣2分
		用止血钳或镊子夹住药贴，贴敷于选好的穴位上	10	8	6	4	贴敷穴位不准确扣2分/穴位，最高扣6分；贴敷不牢固扣2分/穴位，最高扣4分

续　表

项目		分值	技术操作要求	评分等级				评分说明
				A	B	C	D	
操作过程	贴豆	48	按压力度适宜，询问患者感受	8	6	4	2	按压力度过轻或过重扣2分/穴位，最高扣4分；未询问患者感受扣4分
			观察局部皮肤有无红肿、过敏或贴敷不牢固	6	3	0	0	未观察皮肤扣3分；贴敷不牢固扣3分
			告知相关注意事项：按压方法、疼痛难忍或药贴脱落及时通知护士）	4	2	0	0	未告知扣2分/项
			协助患者取舒适体位，整理床单元	4	2	0	0	未安置体位扣2分；未整理床单元扣2分
			洗手，再次核对	2	1	0	0	未洗手扣1分；未核对扣1分
	取豆	6	用止血钳或镊子夹住胶布一角取下	2	1	0	0	未使用止血钳（镊子）扣1分；使用不当扣1分
			观察、清洁皮肤	2	1	0	0	未观察扣1分；未清理扣1分
			洗手，再次核对	2	1	0	0	未洗手扣1分；未核对扣1分
操作后处置		6	整理用物：探针、止血钳（镊子）用75%酒精擦拭	2	1	0	0	消毒方法不正确扣1～2分
			洗手	2	0	0	0	未洗手扣2分
			记录	2	1	0	0	未记录扣2分；记录不完全扣1分
评价		6	流程合理、技术熟练、询问患者感受	6	4	2	0	一项不合格扣2分
理论提问		10	耳穴贴压的适应证	5	3	0	0	回答不全面扣2分/题；未答出扣5分/题
			耳穴贴压的注意事项	5	3	0	0	
得　分								

第二节　耳穴放血

概　念

耳穴放血疗法俗称刺血疗法，是采用一次性采血针、注射针头、三棱针等在耳穴或耳部静脉处穿破血管放血的一种方法。是耳穴疗法中的重要疗法之一，与体穴刺络入血疗法同理，均属祖国医学独特的针刺疗法。

作　用

1.活血祛瘀，泄热开窍。

2.泻火凉血，镇静止痛。

3.疏肝散郁，醒脑开窍。

适应证

凡中医所说的急证、痛证、实热证均可采用刺血疗法。常见的如高热、高血压、头痛、失眠、焦虑、痛风、耳鸣、耳痛、肢体麻木、麦粒肿、关节炎、口角炎、便秘、颈肩腰腿痛、牙痛、痛经、湿疹、荨麻疹、痤疮等。

禁忌证

1.体质虚弱、凝血功能障碍、脏腑功能严重损伤、严重传染病、严重贫血及低血压等禁用。

2.妊娠期妇女、有习惯性流产者禁用。

3.耳郭皮肤感染、瘢痕、溃疡处不宜放血。

操作要点

（一）评　估

1.病室环境及温湿度。

2.当前临床表现及主要症状、既往史、凝血功能、是否妊娠、患者体质等。

3.耳部针刺放血部位的皮肤情况。

4.对疼痛的耐受程度及接受程度。

（二）物品准备

治疗盘、一次性无菌采血针、消毒棉签、无菌干棉签、无菌手套、污物碗、利器盒、胶布，必要时可备耳穴模型。

（三）告　知

1.告知耳部放血的目的、操作方法及局部感受。

2.针刺的时候会引起轻微疼痛，同时要挤出少许血液，请患者不必紧张。如放血过程中患者出现头晕、恶心等不适及时告知护士。

3.保持针刺部位的干燥整洁，避免感染。

（四）操作步骤

1.核对医嘱，评估患者。

2.备齐用物，携至床旁。做好解释，取得患者配合。

3.协助患者取舒适体位，以坐位为佳。

4.遵照医嘱，按摩耳郭，使耳郭充血发热。

5.用75%酒精棉签自上而下、由内到外、从前到后消毒耳部皮肤，待干。

6.再次核对医嘱，戴无菌手套。

7.护士一手固定耳郭，另一手持一次性采血针，稳住针身，对准耳穴施术处迅速刺入1 ～ 2mm，随即出针，将采血针弃入利器盒内。

8.先轻轻按摩耳郭放血部位，使其自然出血，然后用干棉签吸取血滴。按摩放血部位的方向顺序为从远到近，从耳根部位向耳梢放血部位按摩。出血量一般根据患者病情、体质、血质、血色而定。每次放血约5 ～ 10 滴，用无菌棉签按压针孔片刻。必要时胶布固定，防止感染。

9.治疗过程中，护士应随时观察患者的病情变化并询问有无不适感，患者如有不适应随时告知护士。

10.协助患者安置舒适体位，整理床单元。

11.做好记录并签名，清理、消毒用物。

（五）护理及注意事项

1.严格遵守无菌操作，防止皮肤感染。

2.术前按摩耳郭，使毛细血管充盈扩张，易于放血。

3.针刺手法宜轻、快、浅，出血量以血质、血色始变为度。放血量要适当。

4.耳背静脉需多次放血者，应以静脉远心端开始，不宜首次在中央割划。

5.术毕用干棉签按压，不要揉擦，否则容易皮下淤血。

6.疗程：一般是隔日治疗1次，一周治疗3次，12次（即1个月）为 1个疗程。初次治疗取双侧耳尖放血，以后两耳隔次交替操作。

（六）常见问题

1.晕　针

（1）原因：①体质虚弱、疲乏或大病初愈、精神过度紧张；

②患者饥饿或饱餐后立即进行；③病室温湿度不适宜，空气不流通。④刺激方法不当，手法过重，深度过深。

（2）临床表现：患者面色苍白、冒冷汗，头晕目眩、胸闷不适、恶心欲吐、四肢厥冷、大汗淋漓、疲乏无力、神昏仆倒等。

（3）预防及处理：①心理预防：告知患者放血疗法的具体方法、注意事项等，做好详细的解释工作，消除患者顾虑。②病室温湿度适宜，保持空气新鲜。③晕针时立即停止治疗，立即通知医生，并配合处理，协助患者取平卧位并注意保暖。轻者嘱患者适当休息，喝适量热开水或糖水，消除紧张心理，随时询问患者有无不适症状；重者协助医生对症处理，做好抢救准备。

2.小血肿

（1）原因：①耳郭小而薄、血液循环不佳，出血量不足。②针刺部位深浅度不适宜。③对放血部位挤压力度过大。

（2）临床表现：患者耳郭局部放血穴位周边出现软组织肿胀，皮肤出现青紫瘀斑，皮下出现硬结，局部肿胀疼痛等。

（3）预防及处理：①操作前先按摩耳部使之充血，针刺深浅度适宜，挤压力度不可过大。②当发生放血部位有小血肿或局部出现小块青紫，应立即用消毒干棉签按压血肿部位1分钟，以防止血肿变大，一般可不做特殊处理，数日后可自行消退。③若局部肿胀3天仍未见消散并有扩大趋势，出现红肿、皮温增高等，应考虑继发感染，须立即申请相关科室及时会诊做进一步处理。

操作流程

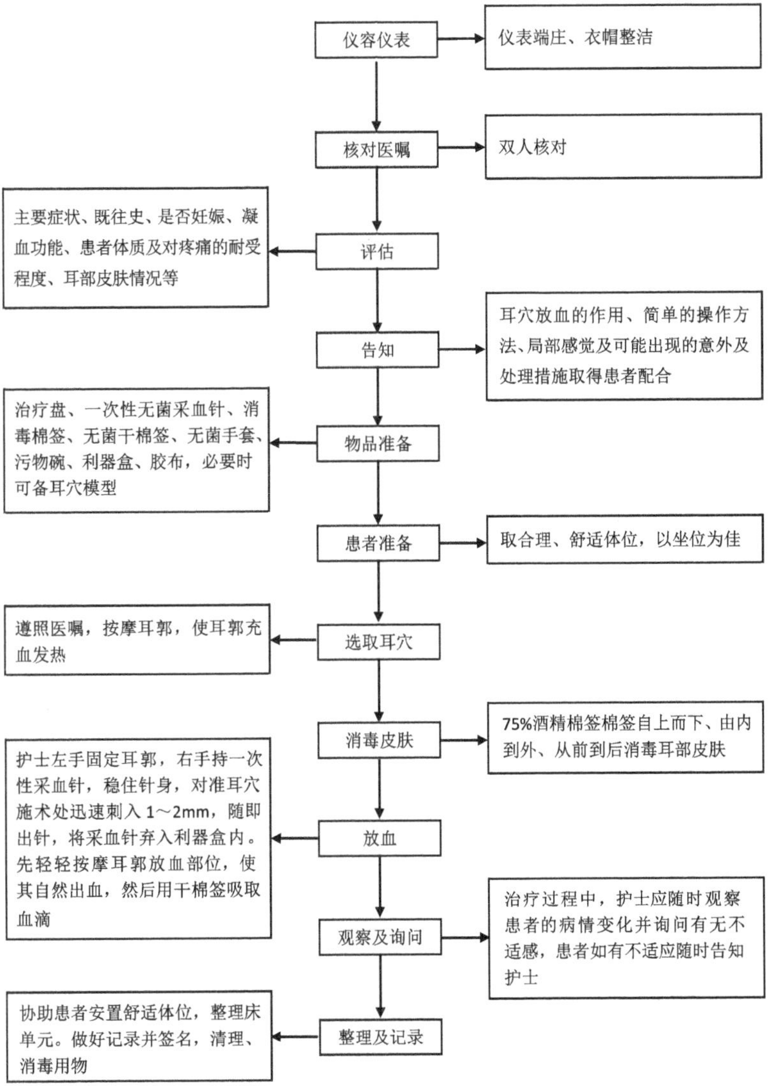
仪容仪表
仪表端庄、衣帽整洁
核对医嘱
双人核对
评估
主要症状、既往史、是否妊娠、凝血功能、患者体质及对疼痛的耐受程度、耳部皮肤情况等
告知
耳穴放血的作用、简单的操作方法、局部感觉及可能出现的意外及处理措施取得患者配合
物品准备
治疗盘、一次性无菌采血针、消毒棉签、无菌干棉签、无菌手套、污物碗、利器盒、胶布，必要时可备耳穴模型
患者准备
取合理、舒适体位，以坐位为佳
选取耳穴
遵照医嘱，按摩耳郭，使耳郭充血发热
消毒皮肤
75%酒精棉签棉签自上而下、由内到外、从前到后消毒耳部皮肤
放血
护士左手固定耳郭，右手持一次性采血针，稳住针身，对准耳穴施术处迅速刺入1～2mm，随即出针，将采血针弃入利器盒内。先轻轻按摩耳郭放血部位，使其自然出血，然后用干棉签吸取血滴
观察及询问
治疗过程中，护士应随时观察患者的病情变化并询问有无不适感，患者如有不适应随时告知护士
整理及记录
协助患者安置舒适体位，整理床单元。做好记录并签名，清理、消毒用物

操作考核评分标准

项目	分值	技术操作要求	评分等级				评分说明
			A	B	C	D	
仪表	2	仪表端庄、戴表	2	1	0	0	一项未完成扣1分
核对	2	核对医嘱	2	1	0	0	未核对扣2分；内容不全面扣1分
评估	5	临床症状、既往史、是否妊娠、凝血功能	3	2	1	0	一项未完成扣1分
		耳部皮肤情况、对疼痛的耐受程度	2	1	0	0	一项未完成扣1分
告知	3	解释作用、操作方法、局部感受，取得患者配合	3	2	1	0	一项未完成扣1分
用物准备	6	洗手，戴口罩	2	1	0	0	未洗手扣1分；未戴口罩扣1分
		备齐并检查用物	4	3	2	1	少备一项扣1分；未检查一项扣1分，最高扣4分
患者准备		协助患者取舒适体位，以坐位为佳	2	1	0	0	未进行体位摆放扣2分；体位不舒适扣1分
		暴露耳部皮肤	2	0	0	0	未充分暴露耳部皮肤扣2分
操作过程 放血	48	核对医嘱，按摩耳郭	4	2	0	0	未核对扣2分；内容不全面扣1分
		消毒方法：使用75%酒精棉签自上而下、由内到外、从前到后消毒皮肤，待干	6	4	2	0	动作生硬扣2分；消毒顺序不准确扣2分；未待干扣2分；最高扣6分
		再次核对医嘱，戴无菌手套	6	4	2	0	未核对医嘱2分；未戴手套扣2分；

续　表

项目		分值	技术操作要求	评分等级				评分说明
				A	B	C	D	
操作过程	放血	48	护士左手固定耳郭，右手持一次性采血针，稳住针身，对准耳穴施术处迅速刺入1～2mm，随即出针，将采血针头弃入利器盒内	14	9	6	4	手法不准确扣2分/穴位，最高扣6分；针刺深度不符合要求扣2分/穴位，最高扣14分
			先轻轻按摩耳郭放血部位，使其自然出血，然后用干棉签吸取血滴	10	8	4	2	按摩力度过轻或过重扣5分；放血过多扣5分
			治疗过程中，护士应随时观察患者的病情变化并询问有无不适感	6	3	0	0	未询问患者感受扣3分/项
			协助患者取舒适体位，整理床单元	6	3	0	0	未安置体位扣2分；未整理床单元扣2分
			洗手，再次核对	2	1	0	0	未洗手扣1分；未核对扣1分
操作后处置		6	整理用物	2	1	0	0	整理方法不正确扣1～2分
			洗手	2	0	0	0	未洗手扣2分
			记录	2	1	0	0	未记录扣2分；记录不完全扣1分
评价		6	流程合理、技术熟练、询问患者感受	6	4	2	0	一项不合格扣2分
理论提问		10	耳穴放血的禁忌证	5	3	0	0	回答不全面扣2分/题；未答出扣5分/题
			耳穴放血的注意事项	5	3	0	0	
得　分								

第三节 耳 灸

概 念

耳灸疗法是利用温热作用刺激整个耳郭，令其发红并产生灼热感的一种中医外治法。

作 用

1.温阳散寒，行气活血。

2.消肿止痛，祛风止痒。

3.调畅气机，改善微循环。

适应证

多适用于虚证、寒证、痛证等。如颈肩腰背痛、胃脘疼痛、面瘫、失眠、落枕、肩凝、类风湿关节炎、带状疱疹、耳鸣耳聋等。

禁忌证

1.实热证、阴虚发热证、严重心、肾疾病、严重传染病等禁用。

2.妊娠期妇女、有习惯性流产者禁用。

3.醉酒、大渴、精神分裂症、极度疲劳、过饥及过饱等者禁用。

4.耳郭及外耳道有皮肤感染、破溃等禁用。

5.对灸疗药物过敏者慎用。

操作要点

（一）评　估

1.病室环境及温湿度。

2.当前临床表现及主要症状、既往史、凝血功能、过敏史、是否妊娠及月经期、患者体质等。

3.耳部的皮肤情况。

4.患者对热、气味及疼痛的耐受程度及接受程度。

5.用火安全。

（二）物品准备

治疗盘、艾条（艾柱）、耳灸仪、打火机或火柴、镊子、弯盘、清洁纱布等。

（三）告　知

1.告知耳灸的作用、目的、操作方法及局部感受。

2.告知艾绒点燃后有较淡的中药燃烧气味，施灸过程中不可随意更换体位，以免引起烫伤。

3.施灸过程中耳郭皮肤可能出现水疱。

4.施灸过程中如有不适，患者须及时告知护士。如出现面色苍白、头晕眼花、恶心、心慌出汗等不适现象，护士应立即停灸，对症处理。

5.施灸后应较平时多饮温开水，注意保暖，饮食宜清淡。

（四）操作步骤

1.核对医嘱，评估患者。

2.备齐用物，携至床旁。做好解释，取得患者配合。

3.协助患者取舒适体位，以坐位为佳，注意保暖。

4.遵照医嘱，清洁并按摩耳郭。

5.将大小适宜的艾柱放入耳灸仪内，再放置于患者耳部进行施灸。做好固定工作。

6.施灸过程中随时询问患者有无不适，观察患者局部皮肤情况，嘱患者如有不适及时告知医护人员。

7.施灸结束，打开耳灸仪，将燃尽的艾灰及时清理干净，注意防火。清洁耳部皮肤并观察有无烫伤、破溃。

8.整理床单元，协助患者取舒适卧位。酌情开窗通风，注意保暖，避免吹对流风。

9.做好记录并签名，清理、消毒用物。

（五）护理及注意事项

1.耳灸之前及过程中要注意隔开头发，以免不慎燃着头发。

2.灸量一般以耳郭皮肤充血发红，稍有灼痛感，且不起泡为准。若耳部皮肤起小水疱或呈灰黑色，可自行吸收；若水疱过大，消毒耳部皮肤后，用无菌注射器抽吸泡液，必要时涂抹烫伤膏并覆盖消毒敷料。

（六）常见问题

同“艾条灸”。

（七）其他治疗方法

1.艾条灸

（1）温和灸：一手持艾条将燃着的一端对准施灸耳穴，约距施灸耳穴皮肤2～3cm，使患者局部有温热感而无灼痛为宜，每次灸1～3穴，每穴3～5分钟为宜。

（2）雀啄灸：一手持艾条将燃着的一端对准施灸耳穴，约距施灸耳穴皮肤2～3cm，如小鸟啄食，一起一落地施灸，使患者局部有温热感并出现红润为度，每次灸5～10分钟为宜。

（3）回旋灸：一手持艾条将燃着的一端对准施灸耳穴，约距施灸耳穴皮肤2cm处来回施灸，使患者局部有温热感并出现红润为度，每次灸5～10分钟为宜。

2.线香灸

即将点燃的线香对准耳穴进行施灸，约距施灸耳穴皮肤1cm处，使患者局部有温热感并出现红润为度。一般每次灸1～3穴，每穴3～5分钟，隔日一灸，5～10次为一疗程。

3.灯芯草灸

一手用镊子夹持浸泡在香油内约1cm长的灯芯草，待稍干时，对准耳穴迅速点燃灯芯草，听到“趴”的一声为一壮，一般灸3～9壮，每日或隔日灸一次。

4.苇管器灸

将艾绒搓成米粒大小的圆锥状放置在苇管器内，一手持苇管器插入患侧耳孔内，将艾绒点燃，进行施灸，灸至温热为宜。每次灸3～9状，每日1～2次。

5.麦粒灸

首先用蒜汁或凡士林涂以耳部皮肤上，然后将麦粒大小的艾柱放其上，用线香点燃施灸，皮肤感到灼热感即换下一壮。一般每次灸1～3穴，每穴3～9壮。

操作流程

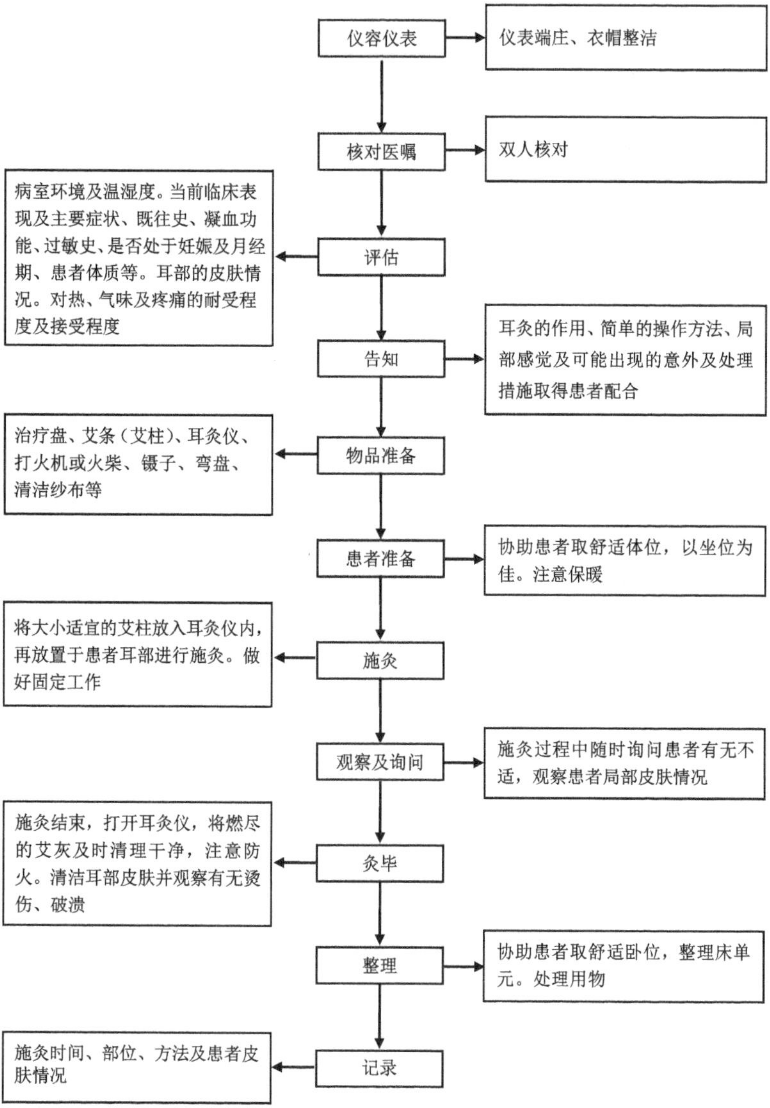
仪容仪表
仪表端庄、衣帽整洁
核对医嘱
双人核对
评估
病室环境及温湿度。当前临床表现及主要症状、既往史、凝血功能、过敏史、是否处于妊娠及月经期、患者体质等。耳部的皮肤情况。对热、气味及疼痛的耐受程度及接受程度
告知
耳灸的作用、简单的操作方法、局部感觉及可能出现的意外及处理措施取得患者配合
物品准备
治疗盘、艾条（艾柱）、耳灸仪、打火机或火柴、镊子、弯盘、清洁纱布等
患者准备
协助患者取舒适体位，以坐位为佳。注意保暖
施灸
将大小适宜的艾柱放入耳灸仪内，再放置于患者耳部进行施灸。做好固定工作
观察及询问
施灸过程中随时询问患者有无不适，观察患者局部皮肤情况
灸毕
施灸结束，打开耳灸仪，将燃尽的艾灰及时清理干净，注意防火。清洁耳部皮肤并观察有无烫伤、破溃
整理
协助患者取舒适卧位，整理床单元。处理用物
记录
施灸时间、部位、方法及患者皮肤情况

操作考核评分标准

项目		分值	技术操作要求	评分等级				评分说明
				A	B	C	D	
仪表		2	仪表端庄、洗手、戴口罩，携带表	2	1	0	0	一项未完成扣1分
核对		2	核对医嘱	2	1	0	0	未核对扣2分；内容不全面扣1分
评估		7	临床症状、既往史、凝血功能、是否处于妊娠或月经期	4	3	2	1	一项未完成扣1分
			耳部皮肤情况、对热、气味及疼痛的耐受程度	3	2	1	0	一项未完成扣1分
告知		3	解释作用、简单的操作方法、局部感受，取得患者配合	3	2	1	0	一项未完成扣1分
用物准备		5	洗手，戴口罩	2	1	0	0	未洗手扣1分；未戴口罩扣1分
			备齐并检查用物	5	3	1	0	少备一项扣1分；未检查一项扣1分，最高扣3分
环境与患者准备		7	病室整洁、温湿度适宜	3	2	1	0	一项未完成扣1分，最高扣3分
			协助患者取舒适体位，以坐位为佳。注意保暖	4	3	2	1	未进行体位摆放扣2分；体位不舒适扣1分；
操作过程	施灸过程	52	核对医嘱	4	2	0	0	未核对扣2分；内容不全面扣1分
			将大小适宜的艾柱放入耳灸仪内，再放置于患者耳部进行施灸。做好固定工作	14	9	5	2	艾柱大小不适宜扣6分；未固定好扣4分，方法不正确扣4分
			施灸过程中随时询问患者有无不适，观察患者局部皮肤情况	9	5	1	0	未观察皮肤扣2分；未询问患者感受扣2分

续 表

项目		分值	技术操作要求	评分等级				评分说明
				A	B	C	D	
操作过程	施灸过程	52	施灸结束，打开耳灸仪，将燃尽的艾灰及时清理干净，注意防火	9	5	2	1	艾绒未熄灭扣4分；施灸时间不符扣4分
			清洁耳部皮肤并观察有无烫伤、破溃	4	2	0	0	未清洁扣2分；未观察扣2分
			协助患者取舒适体位，整理床单元	4	3	2	1	未安置体位扣2分；未整理床单元扣2分
			告知相关注意事项，酌情开窗通风，注意保暖	4	3	2	1	注意事项内容少一项扣1分，最高扣2分，未酌情开窗通风扣2分
			洗手，再次核对	2	1	0	0	未洗手扣1分，未核对扣1分
操作后处置		6	用物按《医疗机构消毒技术规范》处理	2	1	0	0	处置方法不正确扣1分/项，最高扣2分
			洗手	2	0	0	0	未洗手扣2分
			记录	2	1	0	0	未记录扣2分；记录不完全扣1分
评价		6	流程合理、技术熟练、局部皮肤无损伤、询问患者感受	6	4	2	0	一项不合格扣2分，最高扣6分；出现烫伤扣6分
理论提问		10	耳灸疗法的作用	5	3	0	0	回答不全面扣2分/题；未答出扣5分/题
			耳灸疗法的注意事项	5	3	0	0	
得分								

第五章 中医推拿

中医推拿，又称“按摩”“按跷”“导引”等。中医推拿历史源远流长。远古时代，人类因寒冷或撞击、扭挫、跌损等外伤引起肢体麻木、疼痛时，都会出于本能地或自己或让同伴搓摩、按揉不适部位，以抵御寒冷、减轻伤痛。经过长时间的实践和不断的总结，这种自发的本能行为逐渐发展成自觉的医疗行为，形成了最古老的推拿按摩疗法。秦汉时期已有专著《黄帝岐伯按摩十卷》。这说明秦汉以前，按摩已成为一种比较成熟的医疗手段。虽然该书早已失传，幸而同期完成的经典《黄帝内经》中，亦有不少相关章节对按摩的起源、手法、临床适应证、治疗原理有阐述。医圣张仲景在《伤寒杂病论》中，最先提倡“膏摩”疗法。到了魏晋南北朝时期，葛洪在《肘后备急方》中首次为膏摩的药方、辨证和制造方法等作系统总结。陶弘景又在《养性延命录》中，介绍了啄齿、熨眼、按目、牵耳、梳头、摩面、擦身等成套导引、按摩动作，成为后世养生保健之自我推拿法的源头。而隋唐时期中医推拿达到鼎盛。另外，由于经济、文化、交通发达，对外交流频繁，推拿也随之传入朝鲜、日本等。到了明代，按摩治疗更是盛行，推拿学得到了较全面的总结、创新和发展；除政府重视设专科外，小儿推拿专著的问世和小儿推拿独特体系的形成是这一时期推拿按摩发展的一个重要标志，“推拿”这一名称也是由此时开始；另外，以成人为对象的民间按摩开始活跃，称之为“摸先生”。到了清末民国时期，中医发展几乎停顿；推拿受到比其他中医专科更为严重的摧残和压制，推拿专业更受官方抵制，只能在民间流行。至改革开放后，按摩业得到很大发展，在传统按摩手法的基础上又发展出来捏脊疗法、推拿麻醉，并运用于临床。现在全世界都注视着按摩这一古老而又年轻的学科，许多外国人与学者纷纷来中国学习取经。古老的推拿疗法，正为人类的医疗保健事业作出新的更大的贡献。

第一节　失眠推拿

概　念

失眠又称“不寐”“不得眠”“目不冥”，是指无法入睡或无法保持睡眠状态，导致睡眠不满意或睡眠不足。轻者难以入寐，或睡中易醒，醒后不能再寐，或时寐时醒；重者可彻夜不能入寐。常有多梦易醒，心悸，不寐，健忘，头晕目眩，神疲乏力，食欲不振，面色不华，舌淡、苔薄，脉细弱等表现。失眠推拿是指将推拿手法作用于人体经络穴位，通过刺激头部末梢神经，疏通经络，促进血液循环，达到补心脾、益气血，调理脏腑、宁心安神、阴阳平衡目的的一种中医外治法。

作　用

1.祛风散邪，益脑利窍。

2.镇静安神，健脾和胃。

3.培补真阴，补肾温阳。

适应证

失眠，外感头痛、神经衰弱等。

禁忌证

1.严重心脏病、各种溃疡性皮肤病及烫伤的局部、急性传染病、精神病、恶性肿瘤患者均禁推拿。

2.凝血功能差，有出血倾向、出血史等。

3.月经期及妊娠期妇女（尤其在前3个月）不可在下腰部及下腹部推拿。

4.年老体弱、久病体虚、过度疲劳、过饥过饱、醉酒之后均不宜进行推拿。

操作要点

（一）评　估

1.病室环境及温湿度。

2.当前临床表现及主要症状、既往史、舌苔、体质等。

3.患者的二便情况，女性是否处于妊娠期或月经期。

4.推拿部位的局部皮肤情况。

5.对疼痛的耐受程度及接受程度。

（二）物品准备

治疗盘、按摩乳，必要时备大毛巾。

（三）告　知

1.告知失眠推拿的作用、目的、操作方法及局部感受。

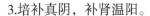

2.通过按摩可以缓解症状，按摩时局部会出现酸、麻、胀、痛的感觉，如有不适请及时通知护士。

3.操作完毕，注意做好保暖工作。

（四）操作步骤

1.核对医嘱，评估患者。

2.备齐用物，携至床旁。做好解释，取得患者配合。

3.协助患者取舒适、合理体位，暴露穴位按摩部位，注意保暖。

4.遵医嘱确定腧穴部位、选用适宜的推拿手法及强度，必要时涂抹按摩膏。

5.引导患者全身心放松。

6.失眠推拿的顺序：

（1）推上星：双手拇指交替，自印堂穴向上推至上星，36次。

（2）推头维：双手拇指交替，自印堂穴向上推至头维穴，36次。

（3）抹眉围：双手拇指，自两侧攒竹穴抹向丝竹空穴，36次。

（4）梳通太阳经：五指分开，双手交替用指腹梳理太阳经，10～20次。

（5）扣印堂：中指指腹叩击印堂穴，36次。

（6）扣百会：中指指腹叩击百会穴，36次。

（7）轻拍头部：双手掌合十，手指并拢，自前额到左太阳，前额到右太阳，前额到额顶，共计3分钟。

（8）揉太阳：以蝴蝶飞手法用拇指指端揉按太阳穴；拇指按或揉法按揉百会穴，顺时针和逆时针各10次。

（9）勾风池压安眠穴：双手中指指端勾风池穴并按揉安眠穴，5～10次。

（10）按承浆，勾廉泉：双手中指由安眠穴顺势勾至下颌廉泉穴，以中指指端勾按；以一侧食指固定下颌，拇指按压承浆穴。

（11）操作者双手对搓劳宫穴5次左右至微微发热，轻放患者面颊结束推拿。

7.操作过程中观察患者局部皮肤情况及询问患者对手法的反应，如有不适及时调整手法及力度。

8.协助患者梳理头发，取舒适体位，注意保暖，整理床单元。

9.做好记录并签名，清理、消毒用物。

（五）护理及注意事项

1.操作前应修剪指甲，做好手卫生，以防损伤患者皮肤。

2.操作时用力要均匀、柔和、深透、有力、持久，以患者感到舒适为度。

3.操作过程中，注意保暖，保护患者隐私。

4.使用叩击法时，有严重心血管疾病者禁用，心脏搭桥术后患者慎用。

（六）常见问题

1.皮肤损伤

（1）原因：①手法生硬，用蛮力，不均匀地擦法、指揉法等用力过猛，时间过长；②患者肌肤过于干燥。

（2）临床表现：局部皮肤发红、疼痛、皮肤表面擦伤、出血、破损等。

（3）预防及处理：①加强手法训练，熟练掌握各种手法的动作要领、要求；②必要时配合使用油膏、滑石粉等推拿介质，以保护患者的皮肤；③对轻度皮肤表面损伤的患者，一般不需特殊处理；对严重者做好局部皮肤的消毒清创，防止感染。

2.皮下瘀斑

（1）原因：①手法不熟练，刺激量过大，时间过久；②患者有血小板减少症或长期服用抗凝血药等；③老年人毛细血管脆性增加。

（2）临床表现：局部皮肤肿起，可出现青紫、紫癜及瘀斑、瘀点现象。

（3）预防及处理：①若非必要，不宜选用过强、过久的刺激手法；②对于老年人手法必须轻柔，了解患者的服药史；③局部小瘀块，一般不需处理，如瘀青严重，可先制动、冷敷待皮下出血停止后，再进行湿热敷以消肿、止痛，促进瘀血消散、吸收。

常用的推拿手法

1.点法：用指端或屈曲的指间关节部着力于施术部位，持续地进行点压，称为点法。此法包括有拇指端点法、屈拇指点法和屈食指点法等，临床以拇指端点法最为常用。

（1）拇指端点法：手握空拳，拇指伸直并紧靠于食指中节，以拇指端着力于施术部位或穴位上。前臂与拇指主动发力、进行持续点压。亦可采用拇指按法的手法形态、用拇指端进行持续点压。

（2）屈拇指点法：屈拇指，以拇指指间关节桡侧着力于施术部位或穴位，拇指端抵于食指中节桡侧缘以助力。前臂与拇指主动施力，进行持续点压。

（3）屈食指点法：屈食指，其他手指相握，以食指第一指间关节突起部着力于施术部位或穴位上，拇指末节尺侧缘紧压食指指甲部以助力。前臂与食指主动施力，进行持续点压。

2.揉法：以一定力按压在施术部位，带动皮下组织做环形运动的手法。

（1）拇指揉法：以拇指螺纹面着力按压在施术部位，带动皮下组织做环形运动的手法。以拇指螺纹面置于施术部位上，余四指置于其相对或合适的位置以助力，腕关节微屈或伸直，拇指主动做环形运动，带动皮肤和皮下组织，每分钟操作120～160次。

（2）中指揉法：以中指螺纹面着力按压在施术部位，带动皮下组织做环形运动的手法。中指指间关节伸直，掌指关节微屈，以中指螺纹面着力于施术部位上，前臂做主动运动，通过腕关节使中指螺纹面在施术部位上做轻柔灵活的小幅度的环形运动，带动皮肤和皮下组织，每分钟操作120～160次。为加强揉动的力量，可以食指螺纹面搭于中指远侧指间关节背侧进行操作，也可用无名指螺纹面搭于中指远侧指尖关节背侧进行操作。

（3）掌根揉法：以手掌掌面掌根部位着力按压在施术部位，带动皮下组织做环形运动的手法。肘关节微屈，腕关节放松并略背伸，手指自然弯曲，以掌根部附着于施术部位上，前臂做主动运动，带动腕掌做小幅度的环形运动，使掌根部在施术部位上环形运动，带动皮肤和皮下组织，每分钟操作120～160次。

3.叩击法：用手特定部位或用特制的器械，在治疗部位反复拍打叩击的一类手法，称为叩击类手法。各种叩击法操作时，用力应果断、快速，击打后将术手立即抬起，叩击的时间要短暂。击打时，手腕既要保持一定的姿势，又要放松，以一种有控制的弹性力进行叩击，使手法既有一定的力度，又感觉缓和舒适，切忌用暴力打击，避免造成不必要的损伤。

在临床治疗的实际运用中，上述这些基本操作方法可以单独或复合运用，也可以选用属于经穴推拿技术的其他手法，比如按法、点法、弹拨法、叩击法、拿法、掐法等，视具体情况而定。

操作流程

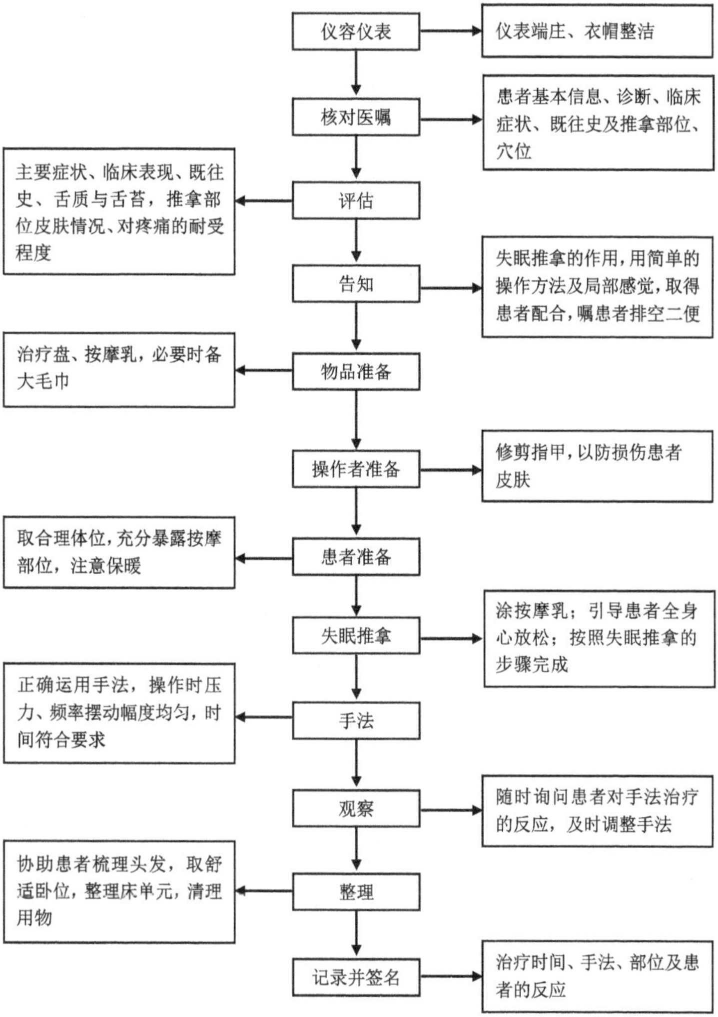

仪容仪表
仪表端庄、衣帽整洁
核对医嘱
患者基本信息、诊断、临床症状、既往史及推拿部位、穴位
评估
主要症状、临床表现、既往史、舌质与舌苔，推拿部位皮肤情况、对疼痛的耐受程度
告知
失眠推拿的作用，用简单的操作方法及局部感觉，取得患者配合，嘱患者排空二便
物品准备
治疗盘、按摩乳，必要时备大毛巾
操作者准备
修剪指甲，以防损伤患者皮肤
患者准备
取合理体位，充分暴露按摩部位，注意保暖
失眠推拿
涂按摩乳；引导患者全身心放松；按照失眠推拿的步骤完成
手法
正确运用手法，操作时压力、频率摆动幅度均匀，时间符合要求
观察
随时询问患者对手法治疗的反应，及时调整手法
整理
协助患者梳理头发，取舒适卧位，整理床单元，清理用物
记录并签名
治疗时间、手法、部位及患者的反应

操作考核评分标准

项目	分值	技术操作要求	评分等级				评分说明
			A	B	C	D	
仪表	2	仪表端庄、戴表	2	1	0	0	一项未完成扣1分
核对	2	核对医嘱	2	1	0	0	未核对扣2分；内容不全面扣1分
评估	6	临床症状、既往史、是否妊娠、是否处于月经期	4	3	2	1	一项未完成扣1分
		推拿部位皮肤情况、对疼痛的耐受程度	2	1	0	0	一项未完成扣1分
告知	8	解释作用、简单的操作方法、局部感受，取得患者配合	4	3	2	1	一项未完成扣1分
		推拿时及推拿后局部可能出现酸痛的感觉，如有不适及时告知护士	2	1	0	0	一项未完成扣1分
		推拿前后局部注意保暖，可喝温开水	2	1	0	0	一项未完成扣1分
用物准备	4	洗手，戴口罩	2	1	0	0	未洗手扣1分；未戴口罩扣1分
		备齐并检查用物，必要时备屏风	2	1	0	0	少备一项扣1分；未检查一项扣1分，最高扣2分
环境与患者准备	6	病室整洁、光线明亮	2	1	0	0	未进行环境准备扣2分；环境准备不全扣1分
		操作者：修剪指甲，避免损伤患者皮肤	2	0	0	0	未剪指甲扣2分
		患者：取舒适体位，充分暴露按摩部位，注意保护隐私	2	1	0	0	体位不舒适扣1分；暴露不充分扣1分；未保护隐私扣1分；最高扣2分

续 表

项目	分值	技术操作要求	评分等级				评分说明
			A	B	C	D	
操作过程	50	核对医嘱	2	1	0	0	未核对扣2分；内容不全面扣1分
		遵医嘱确定经络走向与腧穴部位	10	8	6	4	动作生硬扣4分；经络与穴位不准确扣2分/穴位，最高扣10分
		按照步骤进行失眠推拿治疗	15	8	0	0	手法/每种不正确扣5分，最高扣10分
		正确选择点、揉、按、勾等手法	15	7	0	0	力量不均匀扣5分；摆动幅度不均匀扣5分；频率不符合要求扣5分；时间不符合要求扣5分
		操作中询问患者对手法治疗的感受，及时调整手法及力度	6	4	2	0	未询问患者感受扣2分；未根据患者反应调整手法及力度扣2分/穴位，最高扣6分
		洗手，再次核对	2	1	0	0	未洗手扣1分；未核对扣1分
操作后处置	6	用物按《医疗机构消毒技术规范》处理	2	1	0	0	处置方法不正确扣1分/项，最高扣2分
		洗手	2	0	0	0	未洗手扣2分
		记录	2	1	0	0	未记录扣2分；记录不完全扣1分
评价	6	流程合理、技术熟练、局部皮肤无损伤、询问患者感受	6	4	2	0	一项不合格扣2分，最高扣6分
理论提问	10	失眠推拿的常用推拿手法	5	3	0	0	回答不全面扣2分/题；未答出扣5分/题
		失眠推拿的注意事项	5	3	0	0	
得　分							

第二节　便秘推拿

概　念

便秘指的是大便干结不通，排便时间延长，或想大便时却排泄困难的一种病症。便秘推拿是根据患者便秘的病因病机、辨证虚实，给予合适的推拿力度，通过一定的手法推拿按摩腹部，促进肠道蠕动，达到通便的目的。

作　用

1.清热通腑，行气导滞。

2.益气举陷，养血润肠。

3.补脾益肾，温阳散寒。

适应证

各种原因引起的功能性便秘患者。

禁忌证

同“失眠推拿”。

操作要点

（一）评　估

1.病室环境及温湿度。

2.当前主要症状、既往史、凝血功能、患者体质及舌质与舌苔。

3.患者是否有肠道器质性疾病，女性是否处于妊娠期或月经期。

4.腹部皮肤情况，有无破溃、包块、对疼痛的耐受程度及接受程度。

（二）物品准备

治疗盘、按摩乳，必要时备方巾及大毛巾。

（三）告　知

1.告知便秘推拿的作用、目的、操作方法及局部感受。

2.通过按摩可增加肠蠕动，按摩时局部会出现酸、麻、胀、痛的感觉，如有不适及时通知护士。

3.操作完毕，可饮一杯温开水，注意做好保暖工作。不宜食用辛辣、生冷、肥甘厚腻之物，宜适当运动。

（四）操作步骤

1.核对医嘱，评估患者，做好解释。

2.备齐用物，携用物至床旁。

3.评估环境，协助患者取合理、舒适体位。暴露腹部按摩部位，注意保暖，保护隐私。

4.遵医嘱确定腧穴部位、选用适宜的推拿手法及强度，必要时涂抹按摩膏。

5.引导患者全身心放松。

6.便秘推拿的顺序：

（1）腹部按摩：两手相叠，全掌紧贴腹部皮肤，用按法、摩法做顺时针、逆时针各20圈。按摩力度由轻到重、由重到轻，以患者不感疼痛为宜。

（2）点穴按摩：用拇指或中指用轻快的一指禅推法从上到下，从左到右一次点揉或按揉中脘、下脘、神阙、气海、关元、天枢（双侧）、大横（双侧）、腹结（双侧）等穴。

（3）腹部按摩：两手相叠，全掌紧贴腹部皮肤，用摩法再次做顺时针按摩全腹20圈。

7.操作过程中观察患者局部皮肤情况及询问患者对手法的反应，如患者有不适，及时调整手法及力度。

8.整理床单元，协助患者穿衣，取舒适卧位，注意保暖。

9.做好记录并签名，清理、消毒用物。

（五）护理及注意事项

1.同“失眠推拿”。

2.患者有肠梗阻、出血性疾病及腹部肿块时慎用。

3.嘱患者平日里要养成定时排便的习惯，多喝水，饮食宜清淡、富含膳食纤维的食物。每日坚持适量的运动，每日早晚自己做揉腹按摩，以助消化，通肠胃。

（六）常见问题。

同“失眠推拿”。

操作流程

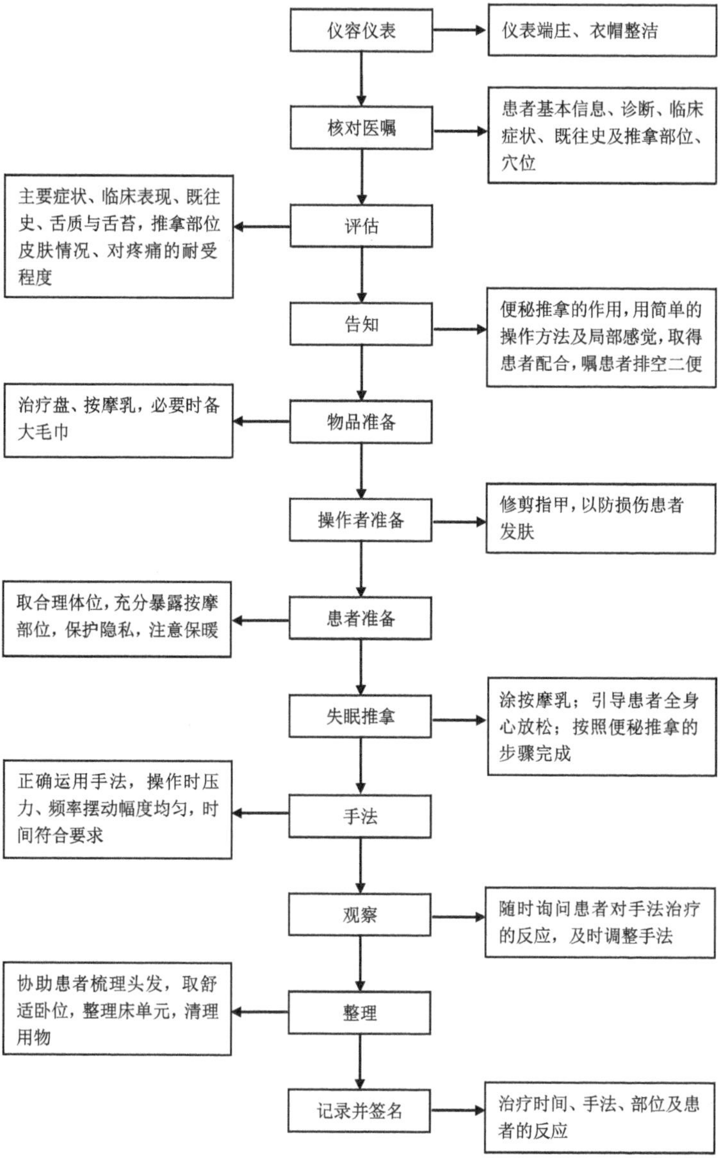
仪容仪表
仪表端庄、衣帽整洁
核对医嘱
患者基本信息、诊断、临床症状、既往史及推拿部位、穴位
评估
主要症状、临床表现、既往史、舌质与舌苔，推拿部位皮肤情况、对疼痛的耐受程度
告知
便秘推拿的作用，用简单的操作方法及局部感觉，取得患者配合，嘱患者排空二便
物品准备
治疗盘、按摩乳，必要时备大毛巾
操作者准备
修剪指甲，以防损伤患者发肤
患者准备
取合理体位，充分暴露按摩部位，保护隐私，注意保暖
失眠推拿
涂按摩乳；引导患者全身心放松；按照便秘推拿的步骤完成
手法
正确运用手法，操作时压力、频率摆动幅度均匀，时间符合要求
观察
随时询问患者对手法治疗的反应，及时调整手法
整理
协助患者梳理头发，取舒适卧位，整理床单元，清理用物
记录并签名
治疗时间、手法、部位及患者的反应

操作考核评分标准

项目	分值	技术操作要求	评分等级				评分说明
			A	B	C	D	
仪表	2	仪表端庄、戴表	2	1	0	0	一项未完成扣1分
核对	2	核对医嘱	2	1	0	0	未核对扣2分；内容不全面扣1分
评估	6	临床症状、既往史、舌质和舌苔、是否处于妊娠期或月经期、腹部是否有包块等	4	3	2	1	一项未完成扣1分
		推拿部位皮肤情况、对疼痛的耐受程度	2	1	0	0	一项未完成扣1分
告知	8	解释作用、简单的操作方法、局部感受，取得患者配合	4	3	2	1	一项未完成扣1分
		推拿时及推拿后局部可能出现酸痛的感觉，如有不适及时告知护士	2	1	0	0	一项未完成扣1分
		推拿前后局部注意保暖，可喝温开水	2	1	0	0	一项未完成扣1分
用物准备	4	洗手，戴口罩	2	1	0	0	未洗手扣1分；未戴口罩扣1分
		备齐并检查用物，必要时备屏风	2	1	0	0	少备一项扣1分；未检查一项扣1分，最高扣2分
环境与患者准备	6	病室整洁、光线明亮	2	1	0	0	未进行环境准备扣2分；环境准备不全扣1分
		操作者：修剪指甲，避免损伤患者皮肤	2	0	0	0	未剪指甲扣2分
		患者：取舒适体位，充分暴露按摩部位，注意保护隐私	2	1	0	0	体位不舒适扣1分；暴露不充分扣1分；未保护隐私扣1分；最高扣2分

续 表

项目	分值	技术操作要求	评分等级				评分说明
			A	B	C	D	
操作过程	50	核对医嘱	2	1	0	0	未核对扣2分；内容不全面扣1分
		遵医嘱确定经络走向与腧穴部位	10	8	6	4	动作生硬扣4分；经络与穴位不准确扣2分/穴位，最高扣10分
		按照步骤进行便秘推拿治疗	15	8	0	0	手法/每种不正确扣5分，最高扣10分
		正确选择点、揉、按等手法	15	7	0	0	力量不均匀扣5分；摆动幅度不均匀扣5分；频率不符合要求扣5分；时间不符合要求扣5分
		操作中询问患者对手法治疗的感受，及时调整手法及力度	6	4	2	0	未询问患者感受扣2分；未根据患者反应调整手法及力度扣2分/穴位，最高扣6分
		洗手，再次核对	2	1	0	0	未洗手扣1分；未核对扣1分
操作后处置	6	用物按《医疗机构消毒技术规范》处理	2	1	0	0	处置方法不正确扣1分/项，最高扣2分
		洗手	2	0	0	0	未洗手扣2分
		记录	2	1	0	0	未记录扣2分；记录不完全扣1分
评价	6	流程合理、技术熟练、局部皮肤无损伤、询问患者感受	6	4	2	0	一项不合格扣2分，最高扣6分
理论提问	10	便秘推拿的常用推拿手法	5	3	0	0	回答不全面扣2分/题；未答出扣5分/题
		便秘推拿的作用	5	3	0	0	
得　分							

第三节　手法通乳

概　念

手法通乳技术是通过点、揉、推、按、拿等手法相互配合作用于局部或循经治疗，从而达到理气散结、疏通乳络、乳汁通畅、排除淤乳目的的一种中医治疗方法。

作　用

1.理气散结，宣通乳络。

2.调和气血，泻热消炎。

适应证

适用于产后哺乳期乳痈肝郁气结、气滞热壅期的妇女（如乳汁淤积导致的乳房肿块、胀痛、高热，乳汁少等）。

禁忌证

1.同“失眠推拿”。

2.注射隆胸术后不宜进行手法通乳。

3.操作前应评估乳腺炎的分期及肿块的大小和位置，特别注意下列疾病者不宜进行手法通乳，如严重心血管疾病、出血倾向疾病、极度虚弱者。

4.不配合者，如精神分裂症、高热惊厥者，不宜进行手法通乳技术。

5.急性乳腺炎热毒炽盛 、正虚毒恋期不宜手法通乳。

操作要点

（一）评　估

1.病室环境及温湿度。

2.当前主要症状、乳痈的分期、既往史、凝血功能、患者体质及舌质与舌苔。

3.哺乳方式、方法。

4.局部皮肤情况，有无破溃及对疼痛的耐受程度及接受程度。

（二）物品准备

治疗盘、集乳袋，介质（麻油、清水等），热喷仪或热水毛巾、纱布、备浴巾、屏风等。

（三）告　知

1.手法通乳的目的、简单的操作方法及局部感觉。

2.手法通乳时乳房局部有轻微疼痛，如出现疼痛难忍或有不适感及时告知护士。

3.手法通乳后局部皮肤部位出现轻度表皮红色，数分钟后可消失。

4.手法通乳结束后饮用一杯温水，不宜即刻食用生冷食物，不宜洗冷水澡。保持心情舒畅，二便畅通。

5.冬季应避免感受风寒，夏季避免风扇、空调直吹乳房部位。

6.急性乳腺炎患者在郁滞期进食清淡易消化之品，暂停下奶汤等。

7.指导患者以正确的方式和方法哺乳。

（四）操作步骤

1.核对医嘱，评估患者，做好解释。

2.备齐用物，携用物至床旁。

3.评估环境，协助患者取合理、舒适体位。暴露局部按摩部位，注意保暖，保护隐私。

4.乳房处先进行热喷或热敷（避开乳晕）3 ～ 5分钟，操作者搓温双手，取适量的介质涂抹于乳房部位，再次用指腹评估患者乳房肿块部位、大小、数量、局部温度等。

5.采用点按法取膻中、乳中、乳根、天池、灵墟、膺窗、神封、屋翳、少泽等穴，每穴点按 5 次。

6.一手托起患侧乳房，一手提捏乳头，按压乳晕各象限排空乳晕处乳汁。

7.交替采用摩法、揉法、推法、擦法、梳法，呈放射状从乳房基底部沿乳腺导管向乳晕方向按摩3 ～ 5分钟，待乳汁积于乳晕部时，一手提捏乳头，按压乳晕各象限排空乳晕处乳汁。反复此操作直至宿乳呈喷射状排出，结块消失、乳房松软、淤乳排尽、疼痛明显减轻为度。

8.操作过程中观察患者局部皮肤情况、乳房肿块颜色、大小变化及询问患者对手法的反应，如有不适，及时调整手法及力度。

9.手法通乳结束后，温水清洁局部皮肤，整理床单元，协助患者穿衣，取舒适卧位，注意保暖。

10.做好记录并签名，清理、消毒用物。

（五）护理及注意事项

1.同“失眠推拿”。

2.手法通乳过程中若出现头晕、目眩、心慌、出冷汗、面色苍白、恶心呕吐，甚至神昏扑倒等现象，应立即停止操作，取平卧位，立刻通知医生，配合急救处理。

3.手法通乳时间以20～30分钟为宜，不宜过长，手法不宜过重。

（六）常见问题

同“失眠推拿”。

常用通乳手法

1.摩法：用手掌掌面或食、中、无名指指腹附着于一定部位，以腕关节为中心，连同前臂或掌、指作节律性的环旋运动，频率为120次/分钟。

2.揉法：用手掌大鱼际或掌根或手指指腹附着于一定部位或穴位上，腕部放松，以肘部为支点，前臂作主动摆动，带动腕部和手指作轻柔缓和的摆动，频率为120次/分钟。

3.擦法：又称平推法，是用手掌大鱼际、掌根或小鱼际附着于一定部位，进行直线来回摩擦，频率为100次/分钟。

4.点法：有拇指点和屈指点两种，常配合揉法用于穴位按摩。

5.梳法：五指自然弯曲，作梳头状，可借用梳子等工具。

6.推法：用指、掌或肘部着力于一定部位上，进行单方向的直线摩擦。操作时用力要稳，速度缓慢而均匀。

操作流程

- 仪容仪表 → 仪表端庄、衣帽整洁
- 核对医嘱 → 患者基本信息、诊断、临床症状、既往史及推拿部位、穴位
- 评估 → 主要症状、临床表现、既往史、舌质与舌苔，推拿部位皮肤情况、对疼痛的耐受程度、哺乳方式及方法
- 告知 → 手法通乳的作用，用简单的操作方法及局部感觉，取得患者合作，嘱患者排空二便
- 物品准备 → 治疗盘、集乳袋，介质（麻油、清水等），热喷仪或热水毛巾、纱布、备浴巾、屏风等
- 操作者准备 → 修剪指甲，以防损伤患者皮肤
- 患者准备 → 取合理体位，充分暴露按摩部位，保护隐私，注意保暖
- 手法通乳 → 涂按摩乳；引导患者全身心放松；按照手法通乳的步骤完成
- 手法 → 正确运用手法，操作时压力、频率摆动幅度均匀，时间符合要求
- 观察 → 操作过程中观察患者局部皮肤情况、乳房肿块颜色、大小变化及询问患者对手法的反应，如有不适及时调整手法及力度
- 整理 → 手法通乳结束后，温水清洁局部皮肤，整理床单元，协助患者穿衣，取舒适卧位。注意保暖
- 记录并签名 → 治疗时间、手法、部位及患者的反应

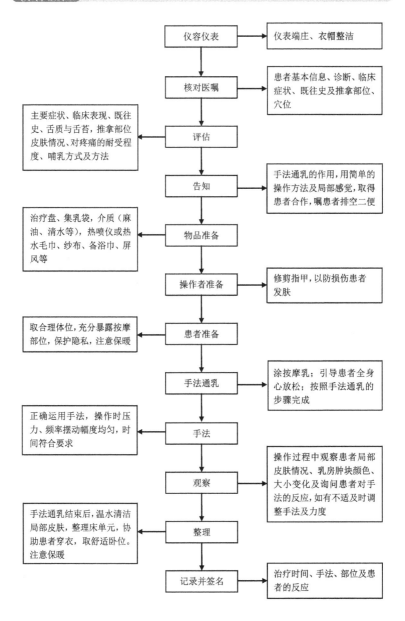

操作考核评分标准

项目	分值	技术操作要求	评分等级				评分说明
			A	B	C	D	
仪表	2	仪表端庄、戴表	2	1	0	0	一项未完成扣1分
核对	2	核对医嘱	2	1	0	0	未核对扣2分；内容不全面扣1分
评估	6	临床症状、既往史、舌质和舌苔、哺乳方式及方法	4	3	2	1	一项未完成扣1分
		推拿部位皮肤情况、对疼痛的耐受程度	2	1	0	0	一项未完成扣1分
告知	8	解释作用、简单的操作方法、局部感受，取得患者配合	4	3	2	1	一项未完成扣1分
		推拿时及推拿后局部可能出现酸痛的感觉，如有不适及时告知护士	2	1	0	0	一项未完成扣1分
		推拿前后局部注意保暖，可喝温开水	2	1	0	0	一项未完成扣1分
用物准备	4	洗手，戴口罩	2	1	0	0	未洗手扣1分；未戴口罩扣1分
		备齐并检查用物，必要时备屏风	2	1	0	0	少备一项扣1分；未检查一项扣1分，最高扣2分
环境与患者准备	6	病室整洁、光线明亮	2	1	0	0	未进行环境准备扣2分；环境准备不全扣1分
		操作者：修剪指甲，避免损伤患者皮肤	2	0	0	0	未剪指甲扣2分
		患者：取舒适体位，充分暴露按摩部位，注意保护隐私，注意保暖	2	1	0	0	体位不舒适扣1分；暴露不充分扣1分；未保护隐私扣1分；最高扣2分

续　表

项目	分值	技术操作要求	评分等级				评分说明
			A	B	C	D	
操作过程	50	核对医嘱，先使用热喷仪或热毛巾湿敷 3 ～ 5 分钟	12	6	0	0	未核对扣 2 分；内容不全面扣 1 分
		双手抹上介质依次点穴，放松疗法；一手托住乳房，一手提捏乳头，按压乳晕各象限排空乳晕处乳汁；交替采用各种通乳手法，呈放射状从乳房基底部沿乳腺管向乳晕方向按摩，待乳汁积于乳晕部时，按压乳晕各象限排空乳晕处乳汁，反复此操作直至肿块消失或疼痛减轻	15	9	6	4	动作生硬扣 4 分；经络与穴位不准确扣 2 分 / 穴位，最高扣 10 分 手法 / 每种不正确扣 5 分，最高扣 10 分
		正确选择点、揉、按、推等手法	15	9	0	0	力量不均匀扣 5 分；摆动幅度不均匀扣 5 分；频率不符合要求扣 5 分；时间不符合要求扣 5 分
		操作中询问患者对手法治疗的感受，及时调整手法及力度	6	4	2	0	未询问患者感受扣 2 分；未根据患者反应调整手法及力度扣 2 分 / 穴位，最高扣 6 分
		洗手，再次核对	2	1	0	0	未洗手扣 1 分；未核对扣 1 分
操作后处置	6	用物按《医疗机构消毒技术规范》处理	2	1	0	0	处置方法不正确扣 1分/项，最高扣 2 分
		洗手	2	0	0	0	未洗手扣 2 分
		记录	2	1	0	0	未记录扣 2 分；记录不完全扣 1 分

续 表

项目	分值	技术操作要求	评分等级				评分说明
			A	B	C	D	
评价	6	流程合理、技术熟练、局部皮肤无损伤、询问患者感受	6	4	2	0	一项不合格扣2分，最高扣6分
理论提问	10	手法通乳的常用注意事项	5	3	0	0	回答不全面扣2分/题；未答出扣5分/题
		手法通乳的作用	5	3	0	0	
得　分							

第四节　手指点穴

概　念

手指点穴疗法是在患者体表穴位和特定的刺激线上，运用点、按、拍、掐、叩、捶等不同手法，促使机体的功能恢复正常，以防治疾病的一种方法。

作　用

1.舒筋通络，活血化瘀。

2.解痉止痛，松解粘连。

3.通行气血，濡养脏腑功能。

适应证

手指点穴适用范围广泛，尤其用于各种痛症、瘫痪等。

禁忌证

同“失眠推拿”。

操作要点

（一）评　估

1.病室环境及温湿度。

2.当前主要症状、既往史、凝血功能、患者体质及舌质、舌苔。

3.局部皮肤情况，有无破溃及对疼痛的耐受程度及接受程度。

（二）物品准备

治疗盘、按摩消毒巾，必要时备按摩介质、大毛巾、屏风等。

（三）告　知

1.手指点穴的目的、简单的操作方法及局部感觉。

2.手指点穴时局部有酸、麻、胀、热的感觉为正常现象，如出现疼痛难忍或有不适感及时告知护士。

3.手指点穴结束后饮用一杯温水，不宜即刻食用生冷食物。注意保暖，保持心情舒畅，二便畅通。

（四）操作步骤

1.核对医嘱，评估患者，做好解释。

2.备齐用物，携用物至床旁。

3.评估环境，协助患者取合理、舒适体位。暴露局部按摩部位，注意保暖。保护隐私。

4.常用的手指点穴方法：

（1）点法：掌指关节微屈、食指按于中指背侧，拇指抵于中指末节，小指、无名指握紧。利用手腕和前臂的弹力迅速抬起，如此反复叩点。一般每秒2～3次。

（2）按法：将拇指伸直，其余四指伸张或扶持于所按部位的旁侧。操作时，拇指端在穴位上，用力向下按压，指端不要在按的穴位上滑动或移位，否则易擦伤皮肤，属强刺激手法。

（3）拍法：食指、无名指、小指并拢微屈，拇指与食指第二关节靠拢，虚掌拍打，以指腹、大小鱼际触及被拍打部位的皮肤。操作时，以肘关节为中心，腕关节固定或微动，肩关节配合，手掌上下起落拍打。切忌腕关节活动范围过大，以免手掌接触时用力不均。

（4）掐法：以拇指或食指的指甲，在穴位上进行爪切，只适用于手指、足趾甲根和指、趾关节部。操作时，一手握紧患者应掐部位的腕、踝关节，以防止肢体移动，另一手捏起肢端，对准穴位进行爪切。掐法的轻重、频率应视患者的病情而定。爪切时力量不宜过重，避免掐伤皮肤。

（5）叩法：五指微屈并齐，指尖靠拢。操作时以手腕带动肩、肘部，叩击选定的经络、穴位。此法与点法一样，要求指力与弹力相结合，达到既不损伤组织，又有满意效果。叩法分指尖叩法和指腹叩法两种：指尖叩法与穴位接触面是指尖，多为重手法；指腹叩法与穴位接触面是指腹，多为轻手法。

（6）捶法：五指微握拳，将大拇指端至于食指内下方，以小鱼际外侧面接触穴位。操作时应沉肩、垂肘、悬腕，以腕关节为活动中心，根据轻重刺激的不同要求进行捶打，使患者既感到一定的力度，又感到柔和轻快。

（7）斜扳法：令患者侧卧，健腿伸直在下，患腿屈曲在上，医者站于患者腹侧。一手按住肩部，前臂靠患肩，向后推；一手按住髂部，肘部压患髋，向前拉。在患者全身放松的情况下，轻轻地摇动腰部，待推拉到最大幅度时，突然用巧劲迅速用力推拉一下，听到腰骶部“咔嗒”响声即可；如未闻声响，则双手改变位置，以同样手法，向相反方向再重复一次。

5.操作过程中观察患者局部皮肤情况及询问患者对手法的反应，患者如有不适，应及时调整手法及力度。

6.操作结束后，清洁局部皮肤，整理床单元，协助患者穿衣，取舒适卧位，注意保暖。

7.做好记录并签名，清理、消毒用物。

（五）护理及注意事项

1.同“失眠推拿”

2.操作过程中，手法运用应按照轻到重再到轻的原则，不宜过长，手法不宜过重。

3.操作过程中，若患者出现头晕、目眩、心慌、出冷汗、面色苍白、恶心呕吐，甚至神昏扑倒等现象，应立即停止操作，取平卧位，立刻通知医生，配合急救处理。

（六）常见问题

同“失眠推拿”。

操作流程

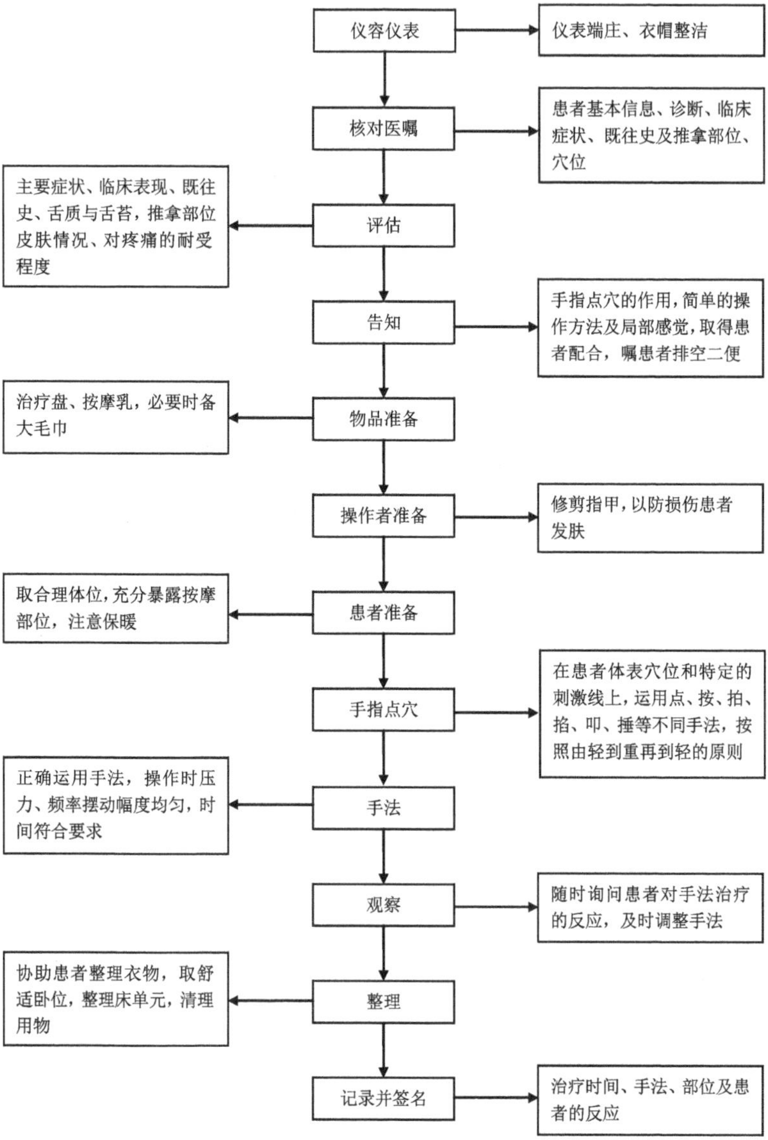
仪容仪表
仪表端庄、衣帽整洁
核对医嘱
患者基本信息、诊断、临床症状、既往史及推拿部位、穴位
评估
主要症状、临床表现、既往史、舌质与舌苔，推拿部位皮肤情况、对疼痛的耐受程度
告知
手指点穴的作用，简单的操作方法及局部感觉，取得患者配合，嘱患者排空二便
物品准备
治疗盘、按摩乳，必要时备大毛巾
操作者准备
修剪指甲，以防损伤患者发肤
患者准备
取合理体位，充分暴露按摩部位，注意保暖
手指点穴
在患者体表穴位和特定的刺激线上，运用点、按、拍、掐、叩、捶等不同手法，按照由轻到重再到轻的原则
手法
正确运用手法，操作时压力、频率摆动幅度均匀，时间符合要求
观察
随时询问患者对手法治疗的反应，及时调整手法
整理
协助患者整理衣物，取舒适卧位，整理床单元，清理用物
记录并签名
治疗时间、手法、部位及患者的反应

操作考核评分标准

项目	分值	技术操作要求	评分等级				评分说明
			A	B	C	D	
仪表	2	仪表端庄、戴表	2	1	0	0	一项未完成扣 1 分
核对	2	核对医嘱	2	1	0	0	未核对扣 2 分；内容不全面扣 1 分
评估	6	临床症状、既往史、舌质和舌苔	4	3	2	1	一项未完成扣 1 分
		推拿部位皮肤情况、对疼痛的耐受程度	2	1	0	0	一项未完成扣 1 分
告知	8	解释作用、简单的操作方法、局部感受，取得患者配合	4	3	2	1	一项未完成扣 1 分
		推拿时及推拿后局部可能出现酸痛的感觉，如有不适及时告知护士	2	1	0	0	一项未完成扣 1 分
		推拿前后局部注意保暖，可喝温开水	2	1	0	0	一项未完成扣 1 分
用物准备	4	洗手，戴口罩	2	1	0	0	未洗手扣 1 分；未戴口罩扣 1 分
		备齐并检查用物，必要时备屏风	2	1	0	0	少备一项扣 1 分；未检查一项扣 1 分，最高扣 2 分
环境与患者准备	6	病室整洁、光线明亮	2	1	0	0	未进行环境准备扣 2 分；环境准备不全扣 1 分
		操作者：修剪指甲，避免损伤患者皮肤	2	0	0	0	未剪指甲扣 2 分
		患者：取舒适体位，充分暴露按摩部位，注意保护隐私，注意保暖	2	1	0	0	体位不舒适扣 1 分；暴露不充分扣 1 分；未保护隐私扣 1 分；最高扣 2 分

续　表

项目	分值	技术操作要求	评分等级				评分说明
			A	B	C	D	
操作过程	50	核对医嘱	12	6	0	0	未核对扣2分；内容不全面扣1分
		在患者体表穴位和特定的刺激线上，运用点、按、拍、掐、叩、捶等不同手法，按照由轻到重再到轻的原则	15	9	6	4	动作生硬扣4分；经络与穴位不准确扣2分/穴位，手法/每种不正确扣5分
		正确选择点、按、拍、掐、叩、捶等手法	15	9	0	0	力量不均匀扣5分；摆动幅度不均匀扣5分；频率不符合要求扣5分；时间不符合要求扣5分
		操作中询问患者对手法治疗的感受，及时调整手法及力度	6	4	2	0	未询问患者感受扣2分；未根据患者反应调整手法及力度扣2分/穴位，最高扣6分
		洗手，再次核对	2	1	0	0	未洗手扣1分；未核对扣1分
操作后处置	6	用物按《医疗机构消毒技术规范》处理	2	1	0	0	处置方法不正确扣1分/项，最高扣2分
		洗手	2	0	0	0	未洗手扣2分
		记录	2	1	0	0	未记录扣2分；记录不完全扣1分
评价	6	流程合理、技术熟练、局部皮肤无损伤、询问患者感受	6	4	2	0	一项不合格扣2分，最高扣6分
理论提问	10	手指点穴的注意事项	5	3	0	0	回答不全面扣2分/题；未答出扣5分/题
		手指点穴的常用手法	5	3	0	0	
得　分							

第六章

中药外治疗法

中医药是中华民族的瑰宝，也是世界传统医学的重要组成部分。中药的历史可追溯到五千多年前的炎帝神农氏。现知最早的本草著作是《神农本草经》。中药外治疗法的发展史也同样经历了初创期、奠立期、发展期、传承期、鼎盛期五个阶段。春秋战国时期为初创期，《黄帝内经》中记有“用桂心渍酒以熨寒痺”“白酒和桂以涂风中血脉”，可视为内病外治法的肇始，虽无完整的体系和专著，但其思想已形成。秦汉时期为奠定期，是中药外治疗法发展进步的根本动力。此阶段的代表论述存在于《五十二病方》和《金匮要略》之中。《五十二病方》记载了多种皮肤科、外科、妇科、男科疾病的中药外治疗法；《金匮要略》一书对中药外治疗法也有丰富论述。魏晋至隋唐时期为发展期，此阶段中药外治疗法的代表论述存在于《敦煌卷子医书》《肘后方》和《千金方》之中。《敦煌卷子医书》中记载有大量涉及膏摩、药浴、灌肠、坐药、磁疗、盐熨等所用方药，多应用于养生保健领域；《肘后方》中记载有被熊、虎、狂犬、狐、蛇等猛兽毒虫抓伤、咬伤、螫伤的救治方法，以及治疗霍乱的脐疗方药；唐朝孙思邈《千金方》中论述的外治法涵盖内、外、妇、儿诸多领域，涉及药物百余种，所用剂型有酒、坐导、烟熏、蒸熏等20

余种。唐代是我国方剂学的鼎盛时期，中药外治疗法的剂型、方药研究也达到了新的高度。另外，魏晋隋唐学术思想开放，医学发展受到的束缚较小，百家争鸣的局面也推动了外治疗法的自由发展。宋金元时期为传承期，此阶段中药外治疗法的代表论述存在于《太平圣惠方》《魏氏家液方》和《洗冤集录》中。《太平圣惠方》发展了药纴技术，认为“脓成，即当弃药从针烙也”，实者撚发为纴，虚者以纸为纴，涂引脓膏药纴之。《太平圣惠方》记有烙脐4方，使中药外治疗法应用到对新生儿断脐处理领域。《魏氏家液方》记载了枯痔散法，广泛应用至今。《洗冤集录》记载了葱白炒热敷伤处的止痛法等。此期为后世继承发展中药外治法奠定了坚实基础。明清时期为鼎盛期，此阶段中药外治疗法的代表论著为《串雅外篇》《验方新编》《急救广生集》和《理瀹骈文》。其中，赵学敏《串雅外篇》用一整章的篇幅介绍了120种民间外治方法。鲍相氏的《验方新编》收录了大量民间单方、验方，其中外治法较《串雅外偏》更多，几乎达到了大部分疾病都有一至数种外治验方。程鹏《急救广生集》为清以前外治疗法之大成，博收约取，详细介绍了各种病症的外治方法，并强调在治疗过程中应当注意的各种禁忌等。清代外治法大家吴师机所著《理瀹骈文》是对中药外治疗法理论体系的又一次升华。《理瀹骈文》一书理、法、方、药俱备，认为“外治之理，即内治之理”，还首创了“三焦分治”的药物外治辨证体系。此期中药外治疗法以一个成熟中医分支学科的身份呈现在世人面前。中药外治疗法历经两千余年的发展，由萌芽而成形，由成形而发展，由发展而成熟鼎盛，迄今仍在医学领域发挥着重要作用。掌握药物外治疗法发展的历史规律，继承、挖掘前人经验，努力提升创新，能使药物外治疗法更好的服务于人民，推动中医学进一步发展。

第一节　穴位贴敷

概　念

穴位贴敷技术是在中医理论指导下，以中医经络学说为理论依据，选用某些特定药物制成一定剂型，敷贴到人体穴位或患处（阿是穴），通过药物、腧穴及经络的协同作用，达到治病防病目的的一种中医外治疗法。

作　用

1.通经活络，清热解毒。

2.活血化瘀，消肿止痛。

3.行气消痞，扶正强身。

适应证

适用于恶性肿瘤、各种疮疡及跌打损伤等疾病引起的疼痛；消化系统疾病引起的腹胀、腹泻、呃逆、便秘等；呼吸系统疾病引起的咳喘、咽喉肿痛、呼吸困难等症状；神经系统疾病，如坐骨神经痛、神经性头痛、失眠等；妇科疾病，如月经不调、痛经、产后便秘等；儿科疾病，如小儿发热、厌食等。

禁忌证

1.颜面部慎用有刺激性的药物贴敷，严防有强烈刺激性的药物及有毒药物误入口、鼻、眼内。

2.对于可引起皮肤发泡、溃疡的药物需注意，糖尿病患者、孕妇及瘢痕体质患者禁用。

3.过敏体质者或对药物、敷料成分过敏者慎用。

4.贴敷部位皮肤有创伤、溃疡者禁用。

操作要点

（一）评　估

1.病室环境及温湿度。

2.当前临床表现及主要症状、既往史、药物及敷料过敏史，是否妊娠。

3.贴敷部位的皮肤情况。

（二）物品准备

治疗盘、棉纸或薄胶纸、遵医嘱配制的药物，压舌板，无菌棉垫或纱布，胶布或绷带，0.9%生理盐水棉球，必要时备屏风、毛毯。

（三）告　知

1.皮肤出现微红为正常现象，若出现皮肤瘙痒、丘疹、水疱等，应立即知护士。

2.穴位敷贴时间一般为6～8小时。可根据病情、年龄、药物、季节等，调整时间，小儿酌减。

3.若出现敷料松动或脱落及时告知护士。

4.局部贴药后可出现药物颜色、油渍等污染衣物。

（四）操作步骤

1.核对医嘱，评估患者，做好解释，注意保暖。

2.备齐用物，携至床旁。根据贴敷部位，协助患者取舒适的体位，充分暴露患处皮肤穴位，保护隐私。

3.清洁患处皮肤，遵医嘱取穴。

4.根据敷药面积，取大小合适的棉纸或薄胶纸，用压舌板将所需药物均匀地涂抹于棉纸或薄胶纸上，厚薄适中。

5.将药物敷贴于穴位上，做好固定。为避免药物溢出污染衣物及床单元可加敷料或棉垫覆盖。以胶布或绷带固定，松紧适宜。

6.温度以患者耐受为宜。

7.观察患者局部皮肤，询问有无过敏症状，有无皮肤红肿、出疹、溃烂等表现。再次检查贴敷部位是否松紧度适宜。如有不适及时告知护士。

8.操作完毕后擦净局部皮肤，协助患者着衣，安置舒适体位。

9.做好记录并签名，清理、消毒用物。

（五）护理及注意事项

1.妊娠期妇女的脐部、腹部、腰骶部及某些敏感穴位，如合谷、三阴交等处都不宜敷贴，以免局部刺激引起流产。

2.药物应均匀涂抹于棉纸中央，厚薄一般以0.2～0.5cm为宜，覆盖大小适宜。敷贴部位应交替使用，不宜单个部位连续敷贴。

3.刺激性强、毒性大的药物，贴敷腧穴不宜过多，贴敷面积不宜过大，贴敷时间不宜过长。对于幼儿、久病、体弱者一般不贴敷刺激性强、毒性大的药物。

4.除拔毒膏外，患处有红肿及溃烂时不宜敷贴药物，以免发生化脓性感染。

5.对于残留在皮肤上的药物不宜采用肥皂或刺激性物品擦洗。

6.使用敷贴后，局部出现皮肤色素沉着、潮红、微痒、轻度水疱等反应属正常现象，无需处理。如出现烧灼或针刺样剧痛，发红等过敏现象，应暂停使用，报告医师，配合处理。

7.治疗不宜在过饥、过饱时进行，贴敷后尽量减少出汗，注意休息，饮食不吃生冷、辛辣之品。

（六）常见问题

1.皮肤感染

（1）原因：①夏天易出汗或胶布被水打湿；②贴敷穴位过多，时间过；③贴敷药物刺激性强，毒性大。

（2）临床表现：患者局部皮肤出现粟粒样丘疹伴有痒感或红肿热痛，甚至皮肤破溃组织液渗出等。

（3）预防及处理：①夏天出汗，贴敷穴位不宜过多，时间不宜过长，建议4～6小时更换一次，以防胶布潮湿或皮肤感染；②贴敷药物刺激性强，毒性大的，贴敷穴位要小，时间要短；③贴敷后患者切勿揉搓、搔抓，以免造成皮肤破溃引起感染；④若发生皮肤感染，遵医嘱对症处理。

2.过敏反应

（1）原因：①对胶布过敏者；②贴敷药物过敏；③过敏体质。

（2）临床表现：患者局部出现粟粒样丘疹伴有痒感或烧灼或针刺样剧痛等表现。

（3）预防及处理：①对胶布过敏者选用脱敏胶布或改用纱布、绷带固定；②若发生皮肤过敏，立即停止贴敷治疗；情况严重者，遵医嘱给予内服或外用抗过敏药物。

操作流程

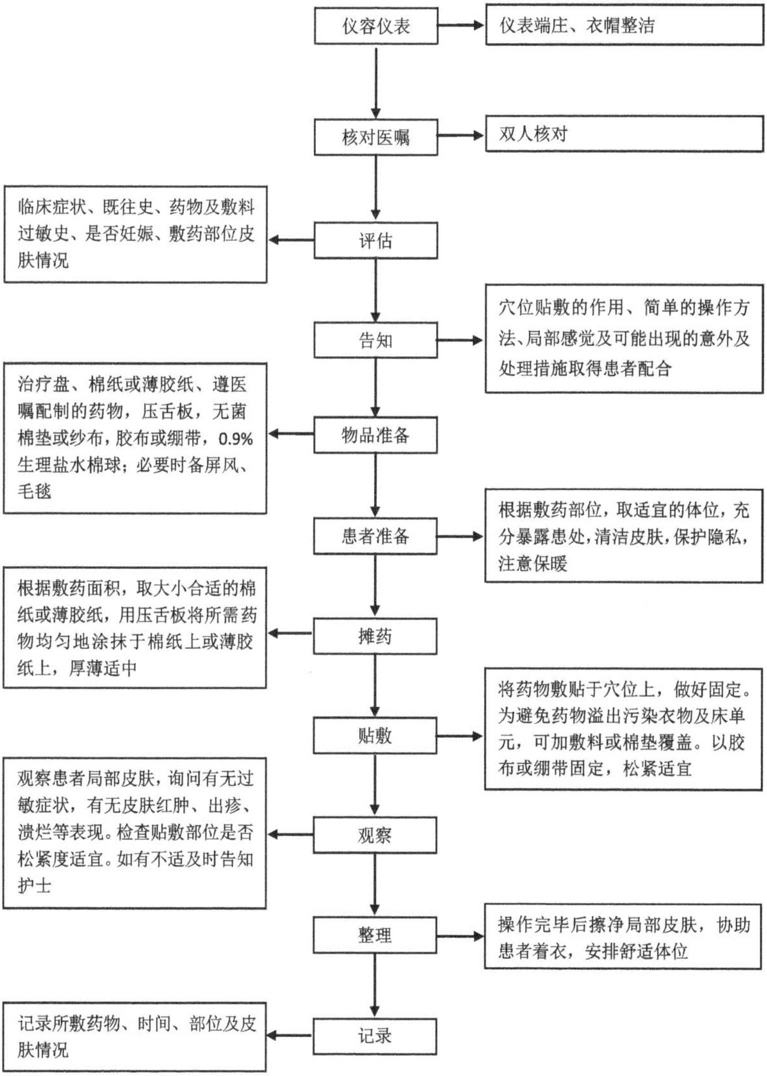
仪容仪表
仪表端庄、衣帽整洁
核对医嘱
双人核对
评估
临床症状、既往史、药物及敷料过敏史、是否妊娠、敷药部位皮肤情况
告知
穴位贴敷的作用、简单的操作方法、局部感觉及可能出现的意外及处理措施取得患者配合
物品准备
治疗盘、棉纸或薄胶纸、遵医嘱配制的药物，压舌板，无菌棉垫或纱布，胶布或绷带，0.9%生理盐水棉球；必要时备屏风、毛毯
患者准备
根据敷药部位，取适宜的体位，充分暴露患处，清洁皮肤，保护隐私，注意保暖
摊药
根据敷药面积，取大小合适的棉纸或薄胶纸，用压舌板将所需药物均匀地涂抹于棉纸上或薄胶纸上，厚薄适中
贴敷
将药物敷贴于穴位上，做好固定。为避免药物溢出污染衣物及床单元，可加敷料或棉垫覆盖。以胶布或绷带固定，松紧适宜
观察
观察患者局部皮肤，询问有无过敏症状，有无皮肤红肿、出疹、溃烂等表现。检查贴敷部位是否松紧度适宜。如有不适及时告知护士
整理
操作完毕后擦净局部皮肤，协助患者着衣，安排舒适体位
记录
记录所敷药物、时间、部位及皮肤情况

操作考核评分标准

项目		分值	技术操作要求	评分等级				评分说明
				A	B	C	D	
仪表		2	仪表端庄、戴表	2	1	0	0	一项未完成扣1分
核对		2	核对医嘱	2	1	0	0	未核对扣2分；内容不全面扣1分
评估		5	临床症状、既往史、药物及敷料过敏史、是否妊娠	4	3	2	1	一项未完成扣1分
			敷药部位皮肤情况	1	0	0	0	一项未完成扣1分
告知		4	解释作用、简单的操作方法、敷贴时间，取得患者配合	4	3	2	1	一项未完成扣1分
用物准备		6	洗手，戴口罩	2	1	0	0	未洗手扣1分；未戴口罩扣1分
			备齐并检查用物	4	3	2	1	少备一项扣1分；未检查一项扣1分，最高扣4分
环境与患者准备		10	病室整洁、光线明亮	2	1	0	0	未进行环境准备扣2分；环境准备不全扣1分
			协助患者取舒适体位	2	1	0	0	未进行体位摆放扣2分；体位不舒适扣1分
			充分暴露治疗部位，保暖，保护隐私	6	4	2	0	未充分暴露治疗部位扣2分；未保暖扣2分；未保护隐私扣2分
操作过程	敷药	41	核对医嘱	2	1	0	0	未核对扣2分；内容不全面扣1分
			清洁局部皮肤，观察局部皮肤情况	4	3	2	0	未清洁扣2分；清洁不彻底扣1分；未观察扣2分
			根据敷药面积，取大小合适的棉纸或薄胶纸，将所需药物均匀地平摊于棉纸或薄胶纸上，厚薄适中	12	8	4	0	棉质敷料大小不合适扣4分；摊药面积过大或过小或溢出棉质敷料外扣4分；药物过厚或过薄扣4分

续　表

项目		分值	技术操作要求	评分等级				评分说明
				A	B	C	D	
操作过程	敷药	41	将药物敷贴于穴位或患处，避免药物溢出污染衣物	10	6	4	0	部位不准确扣6分；药液外溢扣4分
			使用敷料或棉垫覆盖，固定牢固	4	2	0	0	未使用敷料或棉垫覆盖扣2分；固定不牢固扣2分
			询问患者有无不适	1	0	0	0	未询问扣1分
			告知注意事项	2	1	0	0	未告知扣2分；告知不全面扣1分
			协助患者取舒适体位，整理床单元	4	2	0	0	未安置体位扣2分；未整理床单元扣2分
			洗手，再次核对	2	1	0	0	未洗手扣1分；未核对扣1分
	取药	8	取下敷药，清洁皮肤	2	1	0	0	未清洁扣2分；清洁不彻底扣1分
			观察局部皮肤，询问患者有无不适	4	2	0	0	未观察皮肤扣2分；未询问扣2分
			洗手，再次核对	2	1	0	0	未洗手扣1分；未核对扣1分
操作后处置		6	用物按《医疗机构消毒技术规范》处理	2	1	0	0	处置方法不正确扣1分/项，最高扣2分
			洗手	2	0	0	0	未洗手扣2分
			记录	2	1	0	0	未记录扣2分；记录不完全扣1分
评价		6	流程合理、技术熟练、局部皮肤无损伤、询问患者感受	6	4	2	0	一项不合格扣2分，最高扣6分
理论提问		10	穴位敷贴的使用范围	5	3	0	0	回答不全面扣2分/题；未答出扣5分/题
			穴位敷贴的注意事项	5	3	0	0	
得　分								

第二节 中药涂擦

概 念

中药涂擦疗法是将中药制成水剂、酊剂、油剂、膏剂等剂型，涂抹于患处或涂抹于纱布外敷于患处，达到治疗疾病的一种中医外治法。

作 用

1.祛风除湿，解毒消肿。

2.活血化瘀，止痒镇痛。

适应证

适用于各种皮肤病及创疡、跌打损伤、烫伤、烧伤、咬伤、疖痈、静脉炎等。

禁忌证

1.婴幼儿颜面部、过敏体质者及妊娠期妇女慎用。

2.刺激性较强的药物，不可涂于面部，婴幼儿禁用。

操作要点

（一）评 估

1.病室环境及温湿度。

2.当前临床表现及主要症状、既往史、药物过敏史，是否妊娠。

3.涂药部位的皮肤情况。

（二）物品准备

治疗盘、中药制剂、治疗碗、弯盘、涂药板（棉签）、镊子、盐水棉球、纱布或棉纸、胶布或弹力绷带、治疗巾等，必要时备中单、屏风、大毛巾。

（三）告 知

1.涂药后如出现痛、痒、胀等不适，应及时告知护士，勿擅自触碰或抓挠局部皮肤。

2.涂药后若敷料脱落或包扎松紧不适宜，应及时告知护士。

3.涂药后可能出现药物颜色、油渍等污染衣物的情况。

（四）操作步骤

1.核对医嘱，评估患者，做好解释，注意保暖。

2.备齐用物，携至床旁。根据涂药部位，协助患者取舒适体位，充分暴露患处皮肤穴位，保护隐私。

3.患处铺治疗巾，用生理盐水棉球或消毒棉球清洁消毒患处皮肤，并观察局部皮肤情况。

4.将中药制剂均匀涂抹于患处或涂抹于纱布外敷于患处，干湿度适宜，厚薄适中，范围超出患处1～2cm为宜。

5.各类剂型用法

（1）混悬液先摇匀后再用棉签涂抹。

（2）水、酊剂类药物用镊子夹棉球蘸取药物涂擦，干湿度适宜，以不滴水为度，涂药均匀。

（3）膏状类药物用棉签或涂药板取药涂擦，涂药厚薄均匀，以2～3mm为宜。

（4）霜剂应用手掌或手指反复擦抹，使之渗入肌肤。

6.根据涂药的位置、药物的性质，必要时选择适当的敷料覆盖并固定，松紧适宜。

7.观察患者局部皮肤，询问有无过敏症状，有无皮肤红肿、出疹、溃烂表现，如有不适及时告知护士。

8.操作完毕后整理床单元，协助患者着衣，安排舒适体位。

9. 做好记录并签名，清理、消毒用物。

（五）护理及注意事项

1.涂药前需清洁局部皮肤，并告知患者局部涂药后可能出现药物颜色、油渍等污染衣物，甚至出现过敏反应。

2.涂药次数依病情、药物而定，水剂、酊剂用后需将瓶盖盖紧，防止挥发。

3.涂药不宜过厚、过多，以防毛孔闭塞。

4.对初起有脓头或成脓阶段的肿疡，脓头部位不宜涂药。

5.乳痈涂药时，在敷料上剪一缺口，使乳头露出，利于乳汁的排空。

6.涂药后，观察局部及全身的情况，如出现丘疹、瘙痒、水疱或局部肿胀等过敏现象，应停止用药，并将药物擦洗干净并报告医生，配合处理。

7.患处若有敷料，不可强行撕脱，可用生理盐水棉球沾湿敷料后再揭，并擦去药迹。

（六）常见问题

同“穴位贴敷”。

操作流程

- 仪容仪表 → 仪表端庄、衣帽整洁
- 核对医嘱 → 双人核对
- 评估 → 临床症状、既往史、过敏史、是否妊娠、对疼痛的耐受程度、涂药部位皮肤情况
- 告知 → 中药涂擦的作用、简单的操作方法、局部感觉及可能出现的意外及处理措施取得患者配合
- 物品准备 → 治疗盘、中药制剂、治疗碗、弯盘、涂药板（棉签）、镊子、盐水棉球、纱布或棉纸、胶布或弹力绷带、治疗巾等，必要时备中单、屏风、大毛巾
- 患者准备 → 根据涂药部位，取适宜的体位，充分暴露患处，保护隐私，注意保暖
- 清洁皮肤 → 垫中单，用生理盐水棉球或消毒棉球清洁消毒皮肤
- 涂药 → 涂药于患处，范围超出患处1～2cm为宜。根据涂药的位置，药物的性质，选择适当的敷料覆盖并固定
- 观察 → 观察患者局部皮肤，询问有无过敏症状，有无皮肤红肿、出疹、溃烂等表现。检查涂药部位是否松紧度适宜。如有不适及时告知护士
- 整理 → 操作完毕整理穿床单元，协助患者着衣，安排舒适体位
- 记录 → 记录药物名称、涂药时间、部位及皮肤情况

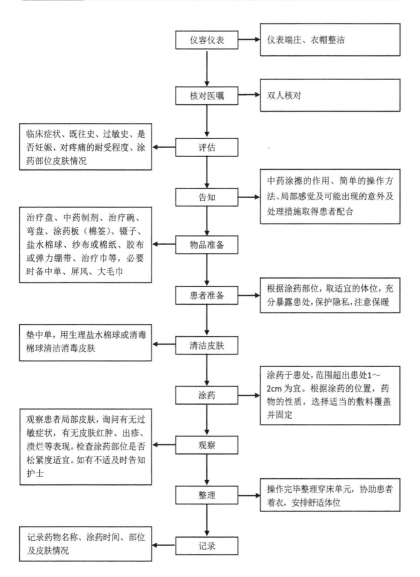

操作考核评分标准

项目		分值	技术操作要求	评分等级				评分说明
				A	B	C	D	
仪表		2	仪表端庄、戴表	2	1	0	0	一项未完成扣1分
核对		2	核对医嘱	2	1	0	0	未核对扣2分；内容不全面扣1分
评估		6	临床症状、既往史、药物过敏史、是否妊娠	4	3	2	1	一项未完成扣1分
			涂药部位皮肤情况，对疼痛的耐受程度	2	1	0	0	一项未完成扣1分
告知		4	解释作用、简单的操作方法、局部感受及配合要点，取得患者配合	4	3	2	1	一项未完成扣1分
用物准备		5	洗手，戴口罩	2	1	0	0	未洗手扣1分；未戴口罩扣1分
			备齐并检查用物	3	2	1	0	少备一项扣1分；未检查一项扣1分，最高扣3分
环境与患者准备		7	病室整洁、光线明亮、温度适宜	2	1	0	0	未进行环境准备扣2分；环境准备不全扣1分
			协助患者取舒适体位	2	1	0	0	未进行体位摆放扣2分；体位不舒适扣1分
			暴露患处，注意保暖、保护隐私	3	2	1	0	未充分暴露患处扣1分；未保暖扣1分；未保护隐私扣1分
操作过程	涂药	45	核对医嘱	2	1	0	0	未核对扣2分；内容不全面扣1分
			在涂药部位下方铺橡胶单、中单，将弯盘至于患处旁边	6	4	2	0	未正确铺单扣2分/项；未正确放置弯盘扣2分
			根据患处大小，沿单方向清洁局部皮肤，避免反复涂擦	4	2	0	0	未清洁局部皮肤扣4分；清洁方法不规范扣2分

续　表

项目		分值	技术操作要求	评分等级 A	B	C	D	评分说明
操作过程	涂药	45	再次核对药物，将药物均匀涂于患处，范围：超出患处 1 ～ 2cm，厚度：以 2 ～ 3mm 为宜	12	10	8	6	未再次核对扣 2 分；涂擦方法不准确扣 4 分；未超出患处 1 ～ 2cm 扣 4 分；厚薄不均匀扣 4 分，最高扣 12 分
			覆盖敷料，妥善固定	5	3	2	0	敷料选择不适当扣3分；未妥善固定扣 2 分
			告知相关注意事项：如有不适或敷料脱落及时告知护士	4	2	0	0	未告知扣 4 分；少告知一项扣 2 分
			观察局部皮肤情况，询问患者感受	6	4	2	0	未观察皮肤情况扣4分；未询问患者感受扣 2 分
			协助患者取舒适体位，整理床单元	4	2	0	0	未安置体位扣 2 分；未整理床单元扣 2 分
			洗手，再次核对	2	1	0	0	未洗手扣 1 分；未核对扣 1 分
	去除敷药	7	去除敷料及药物，清洁局部皮肤	1	0	0	0	未清洁扣 1 分
			观察皮肤情况，整理床单元	4	2	0	0	未观察扣 2 分；未整理床单元扣 2 分
			洗手，再次核对	2	1	0	0	未洗手扣 1 分；未核对扣 1 分
操作后处置		6	用物按《医疗机构消毒技术规范》处理	2	1	0	0	处置方法不正确扣1分/项，最高扣 2 分
			洗手	2	0	0	0	未洗手扣 2 分
			记录	2	1	0	0	未记录扣 2 分；记录不完全扣 1 分
评价		6	流程合理、技术熟练、局部皮肤无损伤、询问患者感受	6	4	2	0	一项不合格扣 2 分，最高扣 6 分

续　表

项目	分值	技术操作要求	评分等级				评分说明
			A	B	C	D	
理论提问	10	中药涂擦的禁忌证	5	3	0	0	回答不全面扣2分/题；未答出扣5分/题
		中药涂擦的注意事项	5	3	0	0	
得　分							

第三节　中药热熨

概　念

中药热熨疗法是将加热好后的中药热奄包置于身体的患病部位，通过奄包的热蒸汽使局部的毛细血管扩张，加速血液循环，利用温热之力使药性通过体表透入经络、血脉，从而达到温经通络、腠理开阖、行气活血、散寒（或散热）止痛、祛瘀消肿、祛风除湿等作用的一种操作方法。

作　用

1.温经通络，行气活血。

2.腠理开阖，祛风除湿。

3.祛瘀消肿，止痛。

适应证

1.风湿痹证及颈肩腰痛等引起的关节冷痛、酸胀、沉重、麻木。

2.跌打损伤等引起的局部瘀血、肿痛。

3.扭伤引起的腰背不适、行动不便。

4.脾胃虚寒所致的胃脘疼痛、腹冷泄泻、呕吐等症状。

禁忌证

1.妊娠期妇女的腹部及腰骶部以及某些可促进子宫收缩的穴位，如合谷、三阴交、肾俞、八髎等，应禁用；行气活血的药物如藿香等孕妇禁用。

2.颜面五官部位慎用。

3.局部皮肤有创伤、溃疡、感染或有严重的皮肤病及肢体感觉障碍者慎用。

4.糖尿病、血液病、发热、严重心肺功能障碍，以及结核病、艾滋病等传染病、严重精神病患者慎用。

操作要点

（一）评　估

1.病室环境及温湿度。

2.当前临床表现及主要症状、既往史、药物过敏史，是否处于月经期或妊娠期。

3.热熨部位的皮肤情况。

4.对热和疼痛的耐受程度。

（二）物品准备

治疗盘、中药热奄包、毛巾、治疗巾、纱布或纸巾，必要时备屏风、毛毯、温度计等。

（三）告　知

1.热熨后如出现痛、痒、胀等不适，应及时告知护士，勿擅自触碰或抓挠局部皮肤。

2.热熨前，告知热熨大约需要的时间，使患者充分做好热熨前的准备，必要时排空二便。

3.操作时间：每次15 ～ 30分钟，每日1 ～ 2次。

（四）操作步骤

1.核对医嘱，评估患者，做好解释，注意保暖。嘱患者排空二便。

2.备齐用物，携至床旁。根据热熨部位，协助患者取舒适的体位，充分暴露患处皮肤穴位，保护隐私。

3.根据医嘱，将中药热奄包加热至50 ～ 70℃备用。

4.用毛巾将热奄包包好敷于病患部位用治疗巾盖好，注意保暖。

5.常用热熨方法：

（1）干热熨法：就是用热奄包加热后热敷于患处的方法。

（2）湿热熨法：根据病情选择适当的方剂，将中草药置于布袋内，放入锅中加热煮沸或蒸20余分钟。把两块小毛巾、纱布趁热浸泡在药液内，轮流取出拧半干，用自己的手腕掌侧试温，温度适宜时敷于患处，再盖上棉垫，以防热气快速散失。每5分钟左右更换一次，总计20 ～ 30分钟。

6.推熨：力量均匀，开始时用力要轻，速度可稍快，随着药袋温度的降低，力量可增大，同时速度减慢。药袋温度过低时，及时更换药袋或加温。熨烫时间为20 ～ 30分钟。

7.观察患者局部皮肤，询问有无过敏症状，有无皮肤红肿、出疹、溃烂等表现。如有不适及时告知护士。

8.操作完毕后擦净局部皮肤，整理床单元，协助患者着衣，安排舒适体位。

9.做好记录并签名，清理、消毒用物。

（五）护理及注意事项

1.操作过程中应保持药袋温度，温度过低则需及时更换或加热。

2.药熨温度适宜，一般保持50～60℃，不宜超过70℃，年老、婴幼儿及感觉障碍者，药熨温度不宜超过50℃，操作中注意保暖。

3.治疗过程中，指导患者勿随意改变体位，以免热奄包移位影响治疗效果。

4.热熨的温度应以病人能耐受为度，避免发生烫伤。药熨过程中应随时听取患者对温度的感受，观察皮肤颜色变化，一旦出现水疱或烫伤应立即停止，并给予适当处理。

（六）常见问题

1.同“穴位贴敷”

2.烫　伤

（1）原因：①操作者操作不当及患者配合度欠佳；②干热奄包或湿热熨法温度过高；③患者局部感觉障碍。

（2）临床表现：①一度烫伤：轻度红、肿、热、痛，感觉过敏，无水疱，干燥；②二度烫伤：真皮损伤，剧痛，感觉过敏，水疱形成，壁薄，基底潮红，明显水肿；③三度烫伤：伤及皮下、肌肉、骨骼等：可有或无水疱，撕去表皮见基底较湿，苍白，有红色出血点，水肿明显，痛觉迟钝。

（3）预防及处理：①心理预防：做好详细的解释工作，消除顾虑；②根据烫伤的程度不同给予相应的处理，必要时请外科会诊协助诊治。A.一度烫伤：尽量暴露创面，保持创面干燥，必要时在患处涂上芦荟膏或烫伤膏，直至症状消失。B.二度烫伤：在一度烫伤处理基础上，用生理盐水清洁创面，如小水疱不必处理，可自行吸收；如水疱较大，用无菌注射器抽吸水疱内的液体，必要时用无菌纱布覆盖，预防感染。C.三度烫伤：在二度烫伤处理基础上，涂消炎药膏或口服抗生素消炎，直至创面表面形成薄痂；③烫伤期间，烫伤局部禁止一切治疗，直至患处彻底痊愈。

操作流程

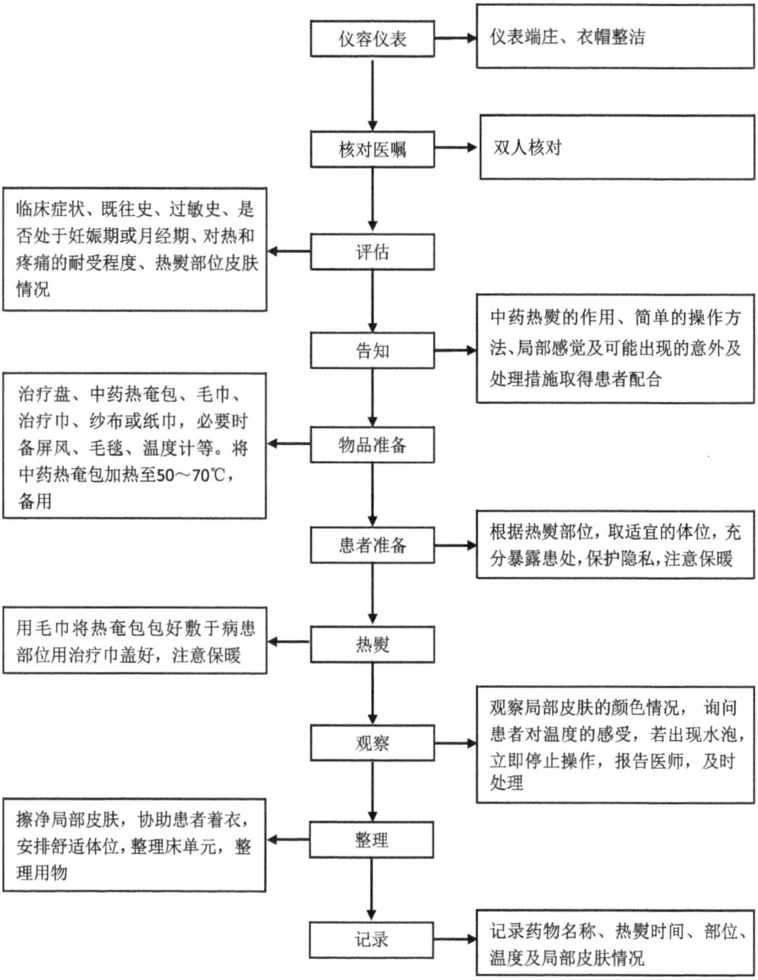
仪容仪表
仪表端庄、衣帽整洁
核对医嘱
双人核对
评估
临床症状、既往史、过敏史、是否处于妊娠期或月经期、对热和疼痛的耐受程度、热熨部位皮肤情况
告知
中药热熨的作用、简单的操作方法、局部感觉及可能出现的意外及处理措施取得患者配合
物品准备
治疗盘、中药热奄包、毛巾、治疗巾、纱布或纸巾，必要时备屏风、毛毯、温度计等。将中药热奄包加热至50～70℃，备用
患者准备
根据热熨部位，取适宜的体位，充分暴露患处，保护隐私，注意保暖
热熨
用毛巾将热奄包包好敷于病患部位用治疗巾盖好，注意保暖
观察
观察局部皮肤的颜色情况，询问患者对温度的感受，若出现水泡，立即停止操作，报告医师，及时处理
整理
擦净局部皮肤，协助患者着衣，安排舒适体位，整理床单元，整理用物
记录
记录药物名称、热熨时间、部位、温度及局部皮肤情况

操作考核评分标准

项目	分值	技术操作要求	评分等级				评分说明
			A	B	C	D	
仪表	2	仪表端庄、戴表	2	1	0	0	一项未完成扣 1 分
核对	2	核对医嘱	2	1	0	0	未核对扣 2 分；内容不全面扣 1 分
评估	6	临床症状、既往史、药物过敏史、是否妊娠	4	3	2	1	一项未完成扣 1 分
		热熨部位皮肤情况、对热的耐受程度	2	1	0	0	一项未完成扣 1 分
告知	4	解释作用、简单的操作方法、局部感受、热熨前排空二便，取得患者配合	4	3	2	1	一项未完成扣 1 分
用物准备	6	洗手，戴口罩	2	1	0	0	未洗手扣 1 分；未戴口罩扣 1 分
		备齐并检查用物	4	3	2	1	少备一项扣 1 分；未检查一项扣 1 分，最高扣 4 分
环境与患者准备	10	病室整洁、光线明亮	2	1	0	0	未进行环境准备扣 2 分；环境准备不全扣 1 分
		协助患者取舒适体位	2	1	0	0	未进行体位摆放扣 2 分；体位不舒适扣 1 分
		暴露热熨部位，用垫巾保护衣物，注意保暖，保护隐私	6	4	2	0	未保护患者衣物扣 2 分；未注意保暖扣 2 分；未保护隐私扣 2 分
操作过程	48	核对医嘱	2	1	0	0	未核对扣 2 分；内容不全面扣 1 分
		将药物加热至 60～70℃备用	4	0	0	0	温度不符合要求扣 4 分
		药熨部位涂少量凡士林	2	1	0	0	未涂抹扣 2 分；涂抹不均匀扣 1 分

续 表

项目	分值	技术操作要求	评分等级				评分说明
			A	B	C	D	
操作过程	48	药熨温度应保持在50～60℃，老人、婴幼儿及感觉障碍者不宜超过50℃	2	0	0	0	温度不正确扣2分
		推熨：力量均匀，开始时用力要轻，速度可稍快，随着药袋温度的降低，力量可增大，同时速度减慢。药袋温度过低时，及时更换药袋或加温。熨烫20～30分钟。操作中询问患者的感受	16	12	8	4	力度过轻或过重扣4分；未及时加温扣4分；时间过短或过长扣4分；未询问患者感受扣4分
		观察局部皮肤，询问患者对温度的感受，及时调整速度、温度或停止操作，防止烫伤	12	8	4	0	未观察皮肤扣4分；未询问患者扣4分；发现异常未及时处理扣4分
		操作完毕后擦净局部皮肤，协助患者着衣安排舒适体位，整理床单元	4	3	2	1	未清洁皮肤扣1分；未协助着衣扣1分；体位不舒适扣1分；未整理床单元扣1分
		询问患者对操作的感受，告知注意事项	4	2	0	0	未询问患者感受扣2分；未告知注意事项扣2分
		洗手，再次核对	2	1	0	0	未洗手扣1分；未核对扣1分
操作后处置	6	用物按《医疗机构消毒技术规范》处理	2	1	0	0	处置方法不正确扣1分/项，最高扣2分
		洗手	2	0	0	0	未洗手扣2分
		记录	2	1	0	0	未记录扣2分；记录不完全扣1分
评价	6	流程合理、技术熟练、局部皮肤无烫伤、询问患者感受	6	4	2	0	一项不合格扣2分，最高扣6分；出现烫伤扣6分

续　表

项目	分值	技术操作要求	评分等级				评分说明
			A	B	C	D	
理论提问	10	中药热熨敷的适应证	5	3	0	0	回答不全面扣2分 / 题;未答出扣5分 / 题
		中药热熨敷的注意事项	5	3	0	0	
得分							

第四节　中药熏蒸

概　念

中药熏蒸疗法又名蒸汽疗法、汽浴疗法、中药透气治疗疗法。是以中医基础理论为指导，利用中药煎煮后所产生的蒸汽，通过熏蒸机体达到治疗目的的一种中医外治疗法。

作　用

1.疏通经络，益气养血。

2.祛风除湿，驱寒解毒。

3.消除疲劳，强身健体。

适应证

1.风湿科：风湿、类风湿性关节炎、强直性脊柱炎等。

2.骨伤科：腰椎间盘脱出症、颈椎病、肩周炎、退行性骨关节病、各种急慢性软组织损伤等。

3.皮肤科：银屑病、硬皮病、皮肤瘙痒症、脂溢性皮炎等。

4.内科：感冒、咳嗽、高脂血症和高蛋白血症、糖尿病、失眠、神经官能症、血栓闭塞性脉管炎、慢性肠炎等。

5.妇科：痛经、盆腔炎、阴道炎、闭经等。

6.五官科：结膜炎、麦粒肿、过敏性鼻炎等。

禁忌证

1.严重心脏病、心肺功能衰竭、严重高血压、中风、急慢性心功能不全、恶性高热者等。

2.饭前、饭后半小时内，过饥、过饱，过度疲劳者。

3.妊娠期和月经期妇女。

4.有开放性创口、急性感染期、醉酒人员、年龄过大或体质特别虚弱、皮肤温度感觉缺失者。

5.对药物过敏者。

操作要点

（一）评　估

1.病室环境及温湿度。

2.当前临床表现及主要症状、既往史、药物过敏史，是否处于月经期或妊娠期。

3.熏蒸部位的皮肤情况及进餐时间。

4.体质及对温度的耐受程度。

（二）物品准备

治疗盘、中药协定方、特制药袋、中医熏蒸仪一套，必要时备屏风、毛毯等。

（三）告　知

1.熏蒸前告知熏蒸大约需要的时间，使患者做好熏蒸前的准备，必要时排空二便。

2.熏蒸过程中如出现不适，应及时告知护士。

3.操作时间：每次20～30分钟。

4.熏洗前要饮淡盐水或温开水200mL，避免出汗过多引起脱水。餐前、餐后30分钟内，不宜熏蒸。

（四）操作步骤

1.核对医嘱，评估患者，做好解释，注意保暖。嘱患者排空二便。

2.备齐用物，携至床旁。根据熏蒸部位，协助患者取舒适的体位，充分暴露患处皮肤穴位，保护隐私。

3.熏蒸前饮淡盐水或温开水200mL。

4.药液温度为43～46℃，倒入容器内，对准熏蒸部位。

5.熏蒸20～30分钟，观察患者局部皮肤变化并询问患者感受，及时调整药液温度。如有其他不适及时告知护士。

6.操作完毕后擦净局部皮肤，再次观察局部皮肤情况，协助患者着衣，整理床单元，安排舒适体位。

7.做好记录并签名，清理、消毒用物。

（五）护理及注意事项

1.心脏病、严重高血压病患者，妇女妊娠期和月经期慎用。肢体动脉闭塞性疾病、糖尿病足、肢体干性坏疽者，熏蒸时药液温度不可超过38℃。

2.小儿、年老体弱者，熏蒸时间不要过长，首次熏蒸时间宜短，必要时家属陪同。

3.熏蒸过程中，密切观察患者有无胸闷、心慌等症状，防止烫伤，注意避免直接吹风，注意保暖，熏蒸完毕应及时擦干药液和汗液，暴露部位尽量加盖衣被。

4.包扎部位熏蒸时，应去除敷料，充分暴露熏蒸部位。

5.所用物品需清洁消毒，用具一人一用一消毒，避免交叉感染。

（六）常见问题

同“中药热熨”。

操作流程

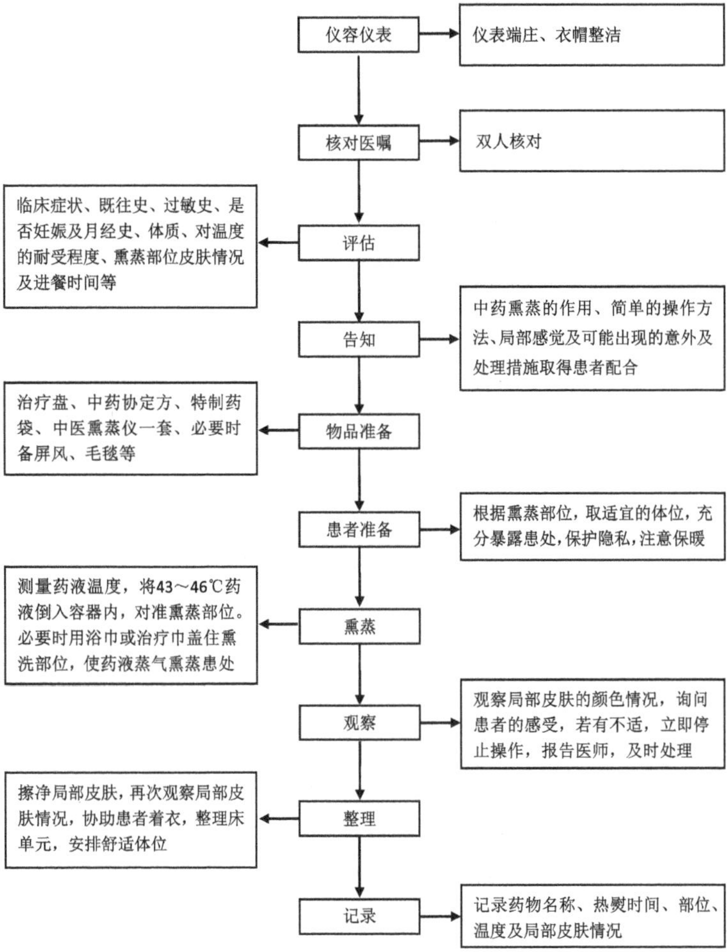

仪容仪表
仪表端庄、衣帽整洁
核对医嘱
双人核对
评估
临床症状、既往史、过敏史、是否妊娠及月经史、体质、对温度的耐受程度、熏蒸部位皮肤情况及进餐时间等
告知
中药熏蒸的作用、简单的操作方法、局部感觉及可能出现的意外及处理措施取得患者配合
物品准备
治疗盘、中药协定方、特制药袋、中医熏蒸仪一套、必要时备屏风、毛毯等
患者准备
根据熏蒸部位，取适宜的体位，充分暴露患处，保护隐私，注意保暖
熏蒸
测量药液温度，将43～46℃药液倒入容器内，对准熏蒸部位。必要时用浴巾或治疗巾盖住熏洗部位，使药液蒸气熏蒸患处
观察
观察局部皮肤的颜色情况，询问患者的感受，若有不适，立即停止操作，报告医师，及时处理
整理
擦净局部皮肤，再次观察局部皮肤情况，协助患者着衣，整理床单元，安排舒适体位
记录
记录药物名称、热熨时间、部位、温度及局部皮肤情况

操作考核评分标准

项目	分值	技术操作要求	评分等级				评分说明
			A	B	C	D	
仪表	2	仪表端庄、戴表	2	1	0	0	一项未完成扣1分
核对	2	核对医嘱	2	1	0	0	未核对扣2分；内容不全面扣1分
评估	6	主要症状、既往史、过敏史、是否妊娠	4	3	2	1	一项未完成扣1分
		体质及局部皮肤情况、进餐时间	2	1	0	0	一项未完成扣1分
告知	4	解释作用、操作方法、熏蒸时间、局部感受，取得患者配合	4	3	2	1	一项未完成扣1分
用物准备	6	洗手，戴口罩	2	1	0	0	未洗手扣1分；未戴口罩扣1分
		备齐并检查用物	4	3	2	1	少备一项扣1分；未检查一项扣1分，最高扣4分
环境与患者准备	6	病室整洁、温度适宜	2	1	0	0	一项未完成扣1分
		熏蒸前饮淡盐水或温开水200mL	1	0	0	0	未饮水扣1分
		协助患者取合理、舒适体位，暴露熏蒸部位	3	2	1	0	未摆放体位扣2分；体位不合理或不舒适扣1分；未充分暴露熏蒸部位扣1分
操作过程	52	核对医嘱	2	1	0	0	未核对扣2分；内容不全面扣1分
		药液温度：43～46℃，倒入容器内，对准熏蒸部位	10	8	6	4	药液温度过高或过低扣4分；药液漏出容器扣4分；未对准熏蒸部位扣2分
		熏蒸时间：20～30分钟，观察并询问患者感受	8	6	4	2	熏蒸时间不正确扣2分；未观察病情扣2分；未询问患者感受扣4分

续 表

项目	分值	技术操作要求	评分等级				评分说明
			A	B	C	D	
操作过程	52	观察患者局部皮肤变化，调整药液温度	8	4	0	0	未观察皮肤变化扣4分；未及时调节药温扣4分
		治疗结束，清洁患者皮肤，观察局部皮肤有无烫伤、过敏	8	4	0	0	未清洁皮肤扣4分；未观察皮肤扣4分
		操作过程保持衣服、床单元清洁	6	3	0	0	药液污染衣服扣3分；药液污染被服扣3分
		告知相关注意事项，如有不适及时通知护士	4	2	0	0	未告知扣2分/项
		协助患者取舒适体位，整理衣着、床单元	4	3	2	1	未安置体位扣2分；未整理衣着扣1分；未整理床单元扣1分
		洗手，再次核对	2	1	0	0	未洗手扣1分；未核对扣1分
操作后处置	6	用物按《医疗机构消毒技术规范》处理	2	1	0	0	处置方法不正确扣1分/项，最高扣2分
		洗手	2	0	0	0	未洗手扣2分
		记录	2	1	0	0	未记录扣2分；记录不完全扣1分
评价	6	流程合理、技术熟练、局部皮肤无损伤、询问患者感受	6	4	2	0	一项不合格扣2分，最高扣6分；出现烫伤扣6分
理论提问	10	中药熏蒸的禁忌证	5	3	0	0	回答不全面扣2分/项；未答出扣5分/题
		中药熏蒸的注意事项	5	3	0	0	
得分							

第五节　中药泡洗

概　念

中药泡洗技术是借助泡洗时洗液的温热之力及药物本身的功效，浸洗全身或局部皮肤，通过皮肤渗透，使药物直接吸收，达到治疗疾病的一种操作方法。

作　用

1.活血化瘀，消肿止痛。

2.通利关节，祛瘀生新。

适应证

1.适用于气虚血瘀证，如中风偏瘫、失眠、痿证、膝痹等各种痹症及伤筋症。

2.适用于热毒内蕴证，如疔、疖、痈、疮、湿疹等皮肤疾患，便秘、肛裂等肛肠疾患及妇女带下病等。

禁忌证

1.严重心脑血管疾病、出血性疾病患者禁用。糖尿病、心肺功能障碍患者及妇女月经期、妊娠期。

2.药物、皮肤过敏者。

操作要点

（一）评　估

1.病室环境及温湿度。

2.当前临床表现及主要症状、既往史、药物过敏史，是否处于月经期或妊娠期。

3.患者进餐时间及泡洗部位的皮肤情况。

4.对温度的耐受程度。

（二）物品准备

治疗盘、药液及泡洗装置、一次性药浴袋、水温计、毛巾等。

（三）告　知

1.餐前餐后30分钟内不宜进行全身泡浴。

2.全身泡洗时水位应在膈肌以下，以微微汗出为宜，如出现心慌等不适症状，应及时告知护士。

3.中药泡洗时间以30分钟为宜，告知患者泡洗时间，使其充分做好泡洗前的准备，必要时排空二便。

4.泡洗过程中，应饮用温开水300～500mL，小儿及老年人酌减，可补充体液增加血容量，以利于代谢产物的排出。有严重心肺及肝肾疾病患者饮水不宜超过150mL。

5.泡洗过程中，如出现胸闷、口干、头晕等不适，应及时告知护士，必要时停止泡洗。

（四）操作步骤

1.核对医嘱，评估患者，做好解释，调节室内温度，注意保暖。嘱患者排空二便。

2.备齐用物，携至床旁。根据泡洗部位，协助患者取舒适的体位，充分暴露患处皮肤穴位，保护隐私。

3.将一次性药浴袋套入泡洗装置内。

4.常用泡洗方法：

（1）全身泡洗技术：将药液注入泡洗装置内，药液温度保持

40℃左右，水位在患者膈肌以下，全身浸泡30分钟。

（2）局部泡洗技术：将40℃左右的药液注入盛药容器内，将浸洗部位浸泡于药液中，浸泡30分钟。

5.观察患者局部皮肤并询问患者的感受，如患者出现胸闷、口干、头晕等不适及时告知医生。

6.操作完毕后擦净局部皮肤，整理床单元，协助患者着衣，安排舒适体位。

7.做好记录并签名，清理、消毒用物。

（五）护理及注意事项

1.泡洗过程中应关闭门窗，避免患者感受风寒。

2.防烫伤，糖尿病、足部皲裂、年老或年幼患者及感觉迟钝的患者泡洗温度应适当降低。

3.泡洗过程中，护士应加强巡视，注意观察患者的面色、呼吸、汗出等情况，出现头晕、心慌等异常症状，停止泡洗，报告医师。

（六）常见问题

同“穴位贴敷”。

操作流程

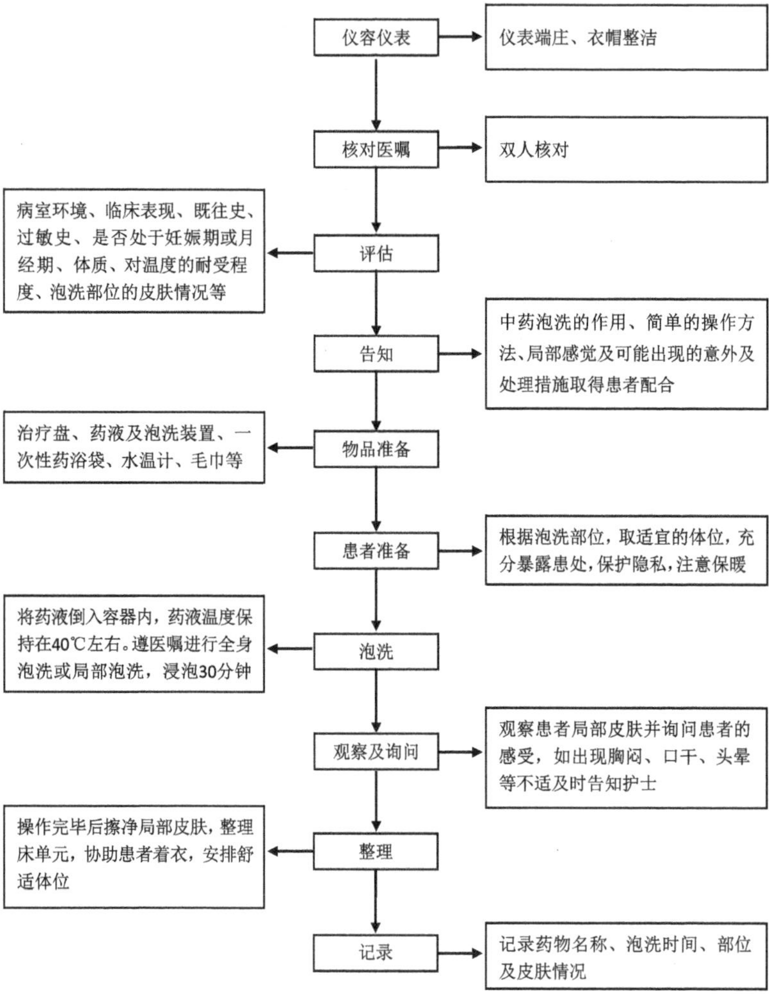
仪容仪表
仪表端庄、衣帽整洁
核对医嘱
双人核对
评估
病室环境、临床表现、既往史、过敏史、是否处于妊娠期或月经期、体质、对温度的耐受程度、泡洗部位的皮肤情况等
告知
中药泡洗的作用、简单的操作方法、局部感觉及可能出现的意外及处理措施取得患者配合
物品准备
治疗盘、药液及泡洗装置、一次性药浴袋、水温计、毛巾等
患者准备
根据泡洗部位，取适宜的体位，充分暴露患处，保护隐私，注意保暖
泡洗
将药液倒入容器内，药液温度保持在40℃左右。遵医嘱进行全身泡洗或局部泡洗，浸泡30分钟
观察及询问
观察患者局部皮肤并询问患者的感受，如出现胸闷、口干、头晕等不适及时告知护士
整理
操作完毕后擦净局部皮肤，整理床单元，协助患者着衣，安排舒适体位
记录
记录药物名称、泡洗时间、部位及皮肤情况

操作考核评分标准

项目		分值	技术操作要求	评分等级				评分说明
				A	B	C	D	
仪表		2	仪表端庄、戴表	2	1	0	0	一项未完成扣1分
核对		2	核对医嘱	2	1	0	0	未核对扣2分；内容不全面扣1分
评估		6	临床症状、既往史、过敏史、是否处于妊娠期或月经期	4	3	2	1	一项未完成扣1分，最高扣4分
			泡洗部位皮肤情况、对温度的耐受程度	2	1	0	0	一项未完成扣1分
告知		4	解释作用、操作方法、局部感受，取得患者配合	4	3	2	1	一项未完成扣1分
用物准备		6	洗手，戴口罩	2	1	0	0	未洗手扣1分；未戴口罩扣1分
			备齐检查用物	4	3	2	1	少备一项扣2分；未检查扣2分，最高扣4分
环境与患者准备		7	病室整洁、调节室内温度，关闭门窗	2	1	0	0	未进行环境准备扣2分；准备不全扣1分
			协助患者取舒适体位	2	1	0	0	未进行体位摆放扣2分；体位不舒适扣1分
			暴露泡洗部位皮肤，保暖，注意保护隐私	3	2	1	0	未充分暴露部位扣1分；未保暖扣1分；未保护隐私扣1分
操作过程	泡洗	22	核对医嘱	2	1	0	0	未核对扣2分；内容不全面扣1分
			测量药液温度，保持在40℃左右	6	3	0	0	未测药液温度扣6分；药液温度不准确扣3分
			根据泡洗部位选择合适药液量：全身泡洗水位在膈肌以下、局部泡洗浸过患部	10	8	4	2	动作生硬扣2分；选择药液量不正确扣4分；泡洗部位不准确扣4分

续 表

项目		分值	技术操作要求	评分等级				评分说明
				A	B	C	D	
操作过程	泡洗	22	遵医嘱确定泡洗时间，一般30分钟	4	0	0	0	泡洗时间不准确扣4分
	观察	22	定时测量药液温度、询问患者感受	4	2	0	0	未测量药温扣2分；未询问患者感受扣2分
			室温适宜	4	0	0	0	未观察室温是否适宜扣4分
			观察患者全身情况：面色、呼吸、汗出及局部皮肤情况	8	6	4	2	未观察扣2分/项
			询问患者有无不适，体位舒适度	4	2	0	0	未询问扣2分/项；体位不舒适扣2分
			告知相关注意事项	2	1	0	0	未告知扣2分；内容不全扣1分
操作后处置		13	清洁并擦干皮肤	2	1	0	0	未清洁皮肤扣1分；未擦干扣1分
			协助患者着衣，取舒适体位，整理床单元	3	2	1	0	未协助患者着衣扣1分；未安置体位扣1分；未整理床单元扣1分
			洗手，再次核对	2	1	0	0	未洗手扣1分；未核对扣1分
			用物按《医疗机构消毒技术规范》处理	2	1	0	0	处置方法不正确扣1分/项，最高扣2分
			洗手	2	0	0	0	未洗手扣2分
			记录	2	1	0	0	未记录扣2分；记录不完全扣1分
评价		6	流程合理、技术熟练、局部皮肤无损伤、询问患者感受	6	4	2	0	一项不合格扣2分，最高扣6分；出现烫伤扣6分
理论提问		10	中药泡洗的作用	5	3	0	0	回答不全面扣2分/题；未答出扣5分/题
			中药泡洗的注意事项	5	3	0	0	
得分								

第六节　中药灌肠

概　念

中药灌肠技术又称肛肠纳药法，是在中医基础理论指导下选配中药煎煮并将中药药液从肛门灌入直肠或结肠，使药液保留在肠道内，通过肠黏膜的吸收达到治疗疾病的一种中医外治疗法。

作　用

1.清热解毒，软坚散结。

2.行气活血，温通下焦。

3.理气通腑，润肠通便。

适应证

1.中风急性期（痰热腑实症）、高热昏迷。

2.各种肝炎、黄疸、鼓胀。

3.慢性结肠炎，包括部分感染性结肠炎、溃疡性结肠炎和轻症非病原体感染所致的结肠炎症，如放射性结肠炎、伪膜性结肠炎、泄泻、便秘等。

4.慢性盆腔炎、慢性盆腔疼痛症、盆腔淤血综合征、输卵管阻塞性不孕症等。

5.慢性肾功能不全：如慢性肾炎、慢性肾衰等。

禁忌证

1.肛门、直肠、结肠术后患者，大便失禁、急腹症和下消化道出血患者禁用。

2.重度痔疮、肛门或直肠畸形、严重心脑血管疾病及凝血功能障碍患者禁用。

3.女性妊娠期、月经期禁用。

操作要点

（一）评　估

1.病室环境及温湿度。

2.当前临床表现及主要症状、既往史、药物过敏史，凝血功能、是否处于月经期及妊娠期。

3.询问患者排便情况，有无管道造瘘、肛门直肠疾患。

4.药液温度、肛周皮肤及黏膜情况。

（二）物品准备

治疗盘、弯盘、煎煮好的药液、一次性灌肠袋、量杯、水温计、纱布、一次性手套、垫枕、中单、液状石蜡、棉签、卫生纸等，必要时备便盆、屏风。

（三）告　知

1.灌肠前嘱患者排空二便，必要时可先清洁灌肠。

2.操作过程中可出现局部胀、满、轻微疼痛感。

3.操作过程中嘱患者深呼吸，如有便意或不适，应及时告知护士。

4.灌肠后体位视病情而定。

5.灌肠液保留1小时以上为宜，保留时间长，利于药物吸收。

（四）操作步骤

1.核对医嘱，评估患者，做好解释，调节室内温度，注意保暖。嘱患者排空二便。

2.备齐用物，携至床旁。根据病情需要协助患者取左侧卧位或右侧卧位，充分暴露肛门，注意保暖及保护隐私。

3.垫中单于臀下，置垫枕以抬高臀部10cm。

4.测量药液温度（39 ～ 41℃），液面距离肛门不超过30cm，用液状石蜡润滑肛管前端，排液，暴露肛门。插肛管时，可嘱患者张口呼吸使肛门松弛，便于肛管顺利插入。插入10 ～ 15cm，缓慢注入药液。滴注时间15 ～ 20分钟。

5.注入过程中随时观察询问患者耐受情况，如有不适或便意，及时调节注入速度，必要时终止。中药灌肠药量不宜超过200mL。

6.药液注入完毕，夹紧并拔除肛管，协助患者擦干肛周皮肤，用纱布轻揉肛门处。

7.协助患者整理床单元，取舒适卧位，抬高臀部。

8.做好记录并签名，清理、消毒用物。

（五）护理及注意事项

1.卧位依病情而定：如慢性痢疾，病位多在直肠和乙状结肠，宜采取左侧卧位，插入深度15 ～ 20cm为宜；溃疡性结肠炎，病位多在乙状结肠或降结肠，插入深度 18 ～ 25cm；阿米巴痢疾，病位多在回盲部，应取右侧卧位。

2.严格控制药液温度。温度过低可加强肠蠕动，使腹痛加剧；温度过高则可烫伤肠膜或扩张肠管，产生强烈便意，致使药液在肠道内停留时间短、吸收少效果差。

3.当患者出现脉搏细速、面色苍白、出冷汗、剧烈腹痛、心慌等症状时，应立停止灌肠并报告医生。

4.灌肠过程中，如出现药液滴入不畅，可移动肛管位置或将肛管退出少许。

（六）常见问题

1.肠道黏膜损伤

（1）原因：①灌肠前对患者的意识状态及配合程度评估不到位，灌肠手法不正确，用力过大，灌肠溶液温度过高等。②肛管粗细不合适或质地较硬，液状石蜡未充分润滑肛管前端，反复多次插管等。③患者精神过度紧张，配合度不佳，导致插入困难或不能忍受肛管在肠道内的刺激，硬行将肛管拔出。

（2）临床表现：患者感到下腹部或肛门疼痛，拔管时加剧；损伤严重时可见肛门外出血或粪便带血丝。

（3）预防及处理：①灌肠前向患者详细解释操作目的、方法、注意事项及配合要点，消除患者的顾虑，使之接受并配合操作。②严格控制灌肠液的温度，选择粗细合适、质地柔韧的肛管；使用前用液状石蜡充分润滑肛管头端，以减少插管时的阻力，肛管动作应轻柔，避免重复插管。插管时若有阻力时，不可强行插入，可稍移动肛管或嘱患者变换一下体位。③肛门疼痛和已发生出血者，遵医嘱给予止血、止痛等对症治疗。

2.虚　脱

（1）原因：①患者年老体弱，全身营养状况差或精神过度紧张、患有心肺疾病等。②灌肠液流入过快、液量过大。③灌肠液温度过低引发肠道痉挛。

（2）临床表现：灌肠过程中患者突发头晕、恶心、面色苍白、全身冷汗，甚至晕厥。

（3）预防及处理：①灌肠时根据患者的身体状况及耐受力调整流速。②操作前灌肠液的温度要适宜，不可过高或过低。③灌肠过程中，注意灌肠的速度、压力，及时观察病情变化并询问患者的感受，适当分散患者注意力。如有腹痛或便意时，应嘱患者张口呼吸，放松腹部肌肉。④如患者出现头晕、恶心、心慌等不适，应立即停止操作，通知医生对症处理。

3.肠穿孔或破裂

（1）原因：①灌肠手法不正确，插管用力过猛，灌肠压力过大。②肛管质地粗硬，型号不符合，反复多次插管。③特殊患者灌肠未执行操作规程。

（2）临床表现：灌肠过程中患者突然觉得腹胀、腹痛，查体腹部有压痛或反跳痛；腹部B超可发现腹腔积液。

（3）预防及处理：①灌肠时选择型号适宜、质地优良的灌肠管。插管动作轻缓，避免重复插管。如插管有阻力时，不可强行插入，可稍移动灌肠管或嘱患者变换一下体位。灌入的速度适中，高度适宜。②特殊患者灌肠严格按照操作规程执行。③必要时立即转外科行手术治疗。

操作流程

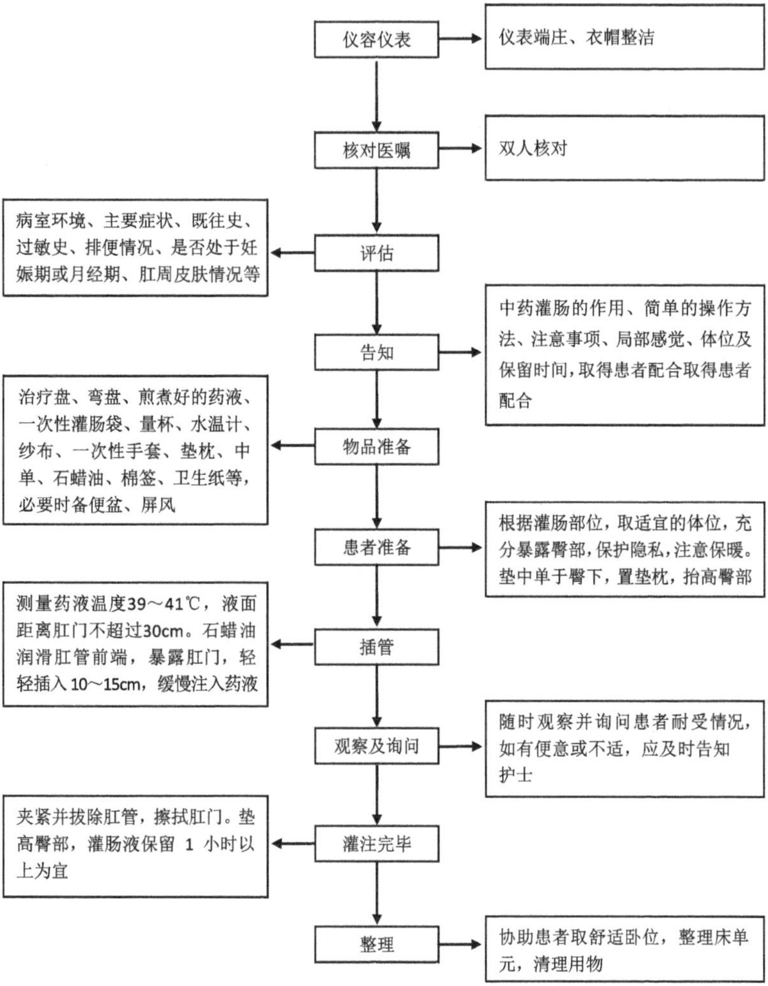
仪容仪表
仪表端庄、衣帽整洁
核对医嘱
双人核对
评估
病室环境、主要症状、既往史、过敏史、排便情况、是否处于妊娠期或月经期、肛周皮肤情况等
告知
中药灌肠的作用、简单的操作方法、注意事项、局部感觉、体位及保留时间，取得患者配合取得患者配合
物品准备
治疗盘、弯盘、煎煮好的药液、一次性灌肠袋、量杯、水温计、纱布、一次性手套、垫枕、中单、石蜡油、棉签、卫生纸等，必要时备便盆、屏风
患者准备
根据灌肠部位，取适宜的体位，充分暴露臀部，保护隐私，注意保暖。垫中单于臀下，置垫枕，抬高臀部
插管
测量药液温度39～41℃，液面距离肛门不超过30cm。石蜡油润滑肛管前端，暴露肛门，轻轻插入10～15cm，缓慢注入药液
观察及询问
随时观察并询问患者耐受情况，如有便意或不适，应及时告知护士
灌注完毕
夹紧并拔除肛管，擦拭肛门。垫高臀部，灌肠液保留 1 小时以上为宜
整理
协助患者取舒适卧位，整理床单元，清理用物

操作考核评分标准

<table>
<tr><th rowspan="2">项目</th><th rowspan="2">分值</th><th rowspan="2">技术操作要求</th><th colspan="4">评分等级</th><th rowspan="2">评分说明</th></tr>
<tr><th>A</th><th>B</th><th>C</th><th>D</th></tr>
<tr><td>仪表</td><td>2</td><td>仪表端庄、戴表</td><td>2</td><td>1</td><td>0</td><td>0</td><td>一项未完成扣 1 分</td></tr>
<tr><td>核对</td><td>2</td><td>核对医嘱</td><td>2</td><td>1</td><td>0</td><td>0</td><td>未核对扣 2 分；内容不全面扣 1 分</td></tr>
<tr><td rowspan="2">评估</td><td rowspan="2">7</td><td>临床症状、既往史、过敏史、是否妊娠</td><td>4</td><td>3</td><td>2</td><td>1</td><td>一项未完成扣 1 分</td></tr>
<tr><td>肛周皮肤情况、排便情况及患者合作程度</td><td>3</td><td>2</td><td>1</td><td>0</td><td>一项未完成扣 1 分</td></tr>
<tr><td>告知</td><td>4</td><td>解释作用、简单的操作方法、局部感受，取得患者配合</td><td>4</td><td>3</td><td>2</td><td>1</td><td>一项未完成扣 1 分</td></tr>
<tr><td rowspan="2">用物准备</td><td rowspan="2">5</td><td>洗手，戴口罩</td><td>2</td><td>1</td><td>0</td><td>0</td><td>未洗手扣 1 分；未戴口罩扣 1 分</td></tr>
<tr><td>备齐并检查用物</td><td>3</td><td>2</td><td>1</td><td>0</td><td>少备一项扣 1 分；未检查一项扣 1 分，最高扣 3 分</td></tr>
<tr><td rowspan="5">环境与患者准备</td><td rowspan="5">12</td><td>病室整洁、光线明亮</td><td>2</td><td>1</td><td>0</td><td>0</td><td>未进行环境准备扣 2 分；环境准备不全扣 1 分</td></tr>
<tr><td>嘱患者排空二便</td><td>2</td><td>1</td><td>0</td><td>0</td><td>未嘱咐扣 2 分；内容不全面扣 1 分</td></tr>
<tr><td>协助患者取左侧卧位</td><td>2</td><td>1</td><td>0</td><td>0</td><td>未进行体位摆放扣 2 分；体位不舒适扣 1 分</td></tr>
<tr><td>充分暴露肛门，注意保暖及保护隐私</td><td>3</td><td>2</td><td>1</td><td>0</td><td>未充分暴露部位扣 1 分；未保暖扣 1 分；未保护隐私扣 1 分</td></tr>
<tr><td>垫中单于臀下，垫枕以抬高臀部 10cm</td><td>3</td><td>2</td><td>1</td><td>0</td><td>未垫中单扣 1 分；未垫枕扣 2 分</td></tr>
<tr><td rowspan="2">操作过程</td><td rowspan="2">46</td><td>核对医嘱</td><td>2</td><td>1</td><td>0</td><td>0</td><td>未核对扣 2 分；内容不全面扣 1 分</td></tr>
<tr><td>测量药液温度：39 ～ 41℃，药量不超过 200mL</td><td>6</td><td>4</td><td>2</td><td>0</td><td>药液温度过高或过低扣 4 分；药量过多或过少扣 2 分</td></tr>
</table>

续 表

项目	分值	技术操作要求	评分等级				评分说明
			A	B	C	D	
操作过程	46	液面距肛门不超过30cm，用液状石蜡润滑肛管前端，排液	6	4	2	0	液面距肛门过高或过低扣2分；未用液状石蜡润滑至肛管前端扣2分；排液过多或空气未排净扣2分
		插肛管时，嘱患者深呼吸，使肛门松弛，插入10～15cm，缓慢滴入药液，滴注时间15～20分钟	8	6	4	2	未与患者沟通直接插入扣2分；未嘱患者深呼吸扣2分；插入深度<10cm扣2分；滴注时间过快扣2分
		询问患者耐受情况，及时调节滴速，必要时终止	6	3	0	0	未询问患者耐受情况扣3分；未及时调节滴速扣3分
		药液滴完，夹紧并拔除肛管，擦干肛周皮肤，用纱布轻揉肛门	6	4	2	0	拔除肛管污染床单元扣2分；未擦干肛周皮肤扣2分；未用纱布轻揉肛门处扣2分
		协助患者取舒适体位，抬高臀部	4	2	0	0	未按病情取卧位扣2分；未抬高臀部扣2分
		告知相关注意事项：保留时间、如有不适或便意及时通知护士	4	2	0	0	未告知扣2分/项
		整理床单元，洗手，再次核对	4	3	2	1	未整理床单元扣2分；未洗手扣1分；未核对扣1分
操作后处置	6	用物按《医疗机构消毒技术规范》处理	2	1	0	0	处置方法不正确扣1分/项，最高扣2分
		洗手	2	0	0	0	未洗手扣2分
		记录	2	1	0	0	未记录扣2分；记录不全扣1分
评价	6	流程合理、技术熟练、询问患者感受	6	4	2	0	一项不合格扣2分
理论提问	10	中药灌肠的作用	5	3	0	0	回答不全面扣2分/题；未答出扣5分/题
		中药灌肠的注意事项	5	3	0	0	
得　分							

第七章

针刺疗法

针刺疗法又称针灸疗法，其历史悠久，起源于新石器时代。原始社会的人类，由于居住在山洞，地处阴暗潮湿，加上与野兽搏斗，故多发生风湿和创伤，当身体某处有了痛楚时，除祈祷鬼神外，自然地会用物去揉按、捶击以减轻痛苦，或用一种楔状石块叩击身体某部，或放出一些血液使疗效更为显著，从而创用了以砭石为工具的医疗方法，这就是针刺的萌芽。《山海经》记载有“高氏之山，有石如玉，可以为箴”。正是远古人类以砭石代针治病的佐证。

春秋、战国、秦汉时期，政治、经济、文化的发展为医药学的发展提供了条件。针刺工具由砭石、骨针发展到金属针具，特别是九针的出现更是扩大了针灸的应用范围，促进了针灸学术的飞跃式发展，针灸理论也不断得以升华。其中《左传》《内经》《难经》《伤寒论》等都有详细的关于针灸内容的记载，以外科闻名于世的华佗亦精于针灸，创立了著名的“华佗夹脊穴”。但是到了清初至民国时期，针灸医学由兴盛逐渐走向衰退。清代后期，以道光皇帝为首的封建统治者以“针刺火灸，究非奉君之所宜”的荒谬理由，悍然下令禁止太医院用针灸治病。民国时期，政府曾下令废止中医，许多针灸医生为保存和发展针灸学术这一祖国医学文化的瑰宝，成立了针灸学社，编印针灸书刊，开展针灸函授教育等。同时，中国共产党领导下的革命根据地，明确提倡西医学习和应用针灸治病，在延安的白求恩国际和平医院开设针灸门诊，开创了针灸正式进入综合性医院的先河。新中国成立以后，政府十分重视继承和发扬祖国医学，制定了相关政策，并采取了一系列措施发展中医事业，使针灸医学得到了前所未有的普及和提高。随之，全国各地相继成立了针灸的研究、医疗、教学机构，《针灸学》被列入了中医院校学生的必修课，绝大多数中医院校开设了针灸专业，针灸人才辈出。结合现代医家的临床经验和科研成就，出版了大量的针灸学术专著和论文，还成立了中国针灸学会，并在针刺镇痛的基础上创立了“针刺麻醉”。针灸的研究工作也不单纯在文献的整理上，还对其治病的临床疗效进行了系统观察、深入的研究和探讨。在临床实践中，针灸对内、外、妇、儿、五官、骨伤等科的多种病证的治疗均有较好的疗效。

目前，针灸医学已走出中国，冲出亚洲，奔向世界，它将和现代医学并驾齐驱，为全人类的健康发展作出贡献。

第一节　揿针疗法

概　念

揿针，又称为揿钉型皮内针，是针尾呈环形并垂直于针身的皮内针，是临床皮内针的常见类型。皮内针刺法又称“埋针法”，是以中医基础理论为指导，将特制的小型针具刺入并固定于腧穴部位皮内或皮下，进行较长时间埋藏使皮部以微弱而较长时间的刺激，以达到防治疾病的一种中医外治法。

作 用

1.行气活血，镇静止痛。

2.疏通经络，阴阳平衡。

3.激发经气，调节脏腑功能。

适应证

揿针法适用于需要持续留针的慢性顽固性疾病以及经常发作的疼痛性疾病。

1.慢性疾病：高血压病、神经衰弱、面肌痉挛、失眠、支气管哮喘、鼻炎、月经不调、软组织损伤、小儿遗尿等病证。

2.经常发作的疼痛性疾病：偏头痛、三叉神经痛、胃脘痛、颈肩腰腿痛、关节痛、痛经等病证。

3.其他病证，如用于戒烟、戒毒、减肥等。

禁忌证

1.局部皮肤红肿、皮损、溃疡、化脓及皮肤病患部。

2.体表大血管处、瘢痕体质及妊娠期妇女的下腹、腰骶部。

3.对金属过敏者、出血倾向及水肿患者。

操作要点

（一）评 估

1.病室环境及温湿度。

2.当前临床表现及主要症状、既往史、过敏史、舌质和舌苔、是否妊娠。

3.揿针部位的皮肤情况，排除揿针的禁忌证。

（二）**物品准备**

治疗车、治疗盘、治疗卡、型号合适的揿针、消毒棉签、干棉签、镊子或持物钳、弯盘、大毛巾（必要时）。

（三）**告　知**

1.详细告知揿针治疗的目的、方法，注意事项及患者配合方法，缓解消除其紧张情绪。

2.埋针后患者应无针刺感，如埋针部位持续疼痛、针刺感明显、皮肤周围瘙痒等不适，患者应及时告知医护人员。

3.告知患者埋针后应避风避水，保持皮肤干燥，若出现胶布松动，或其他不适，及时告知医护人员。

（四）**操作步骤**

1.核对医嘱，评估患者，做好解释，注意保暖。

2.备齐用物，携至床旁。根据揿针部位，协助患者取舒适的体位，充分暴露皮肤穴位，保护隐私。

3.选择型号、形状适合的揿针，严格消毒埋针部位的皮肤穴位。

4.医者用一手固定所刺部位的皮肤，另一手用镊子或持物钳夹住针尾直刺入腧穴皮内固定。

5.不同形状皮内针的针刺法：

（1）颗粒型皮内针：又称麦粒型皮内针。医者一手将腧穴部皮肤向两侧舒张，一手持镊子或持物钳夹持针尾平刺入腧穴皮内，宜先在露出的原形针柄与皮肤之间垫一橡皮膏，或粘贴一小块胶布，然后用脱敏胶布从针尾沿针身向刺入的方向覆盖、粘贴固定。

（2）揿钉型皮内针：又称图钉型皮内针。医者一手将腧穴部皮肤向两侧舒张，一手持镊子或持物钳夹持针尾直刺入腧穴皮内，用大小适合的脱敏胶布覆盖于针尾，按压固定。

6.按不同的辨证手法对埋针处进行适当的刺激。

7.观察患者局部皮肤情况、询问埋针后感受，告知患者如有局部出血、头晕、心慌等不适应及时告知护士。

8.操作完毕起针：医者一手固定埋针部位的两侧皮肤，另一手取下胶布，然后再持镊子或持物钳夹住针尾，将针取出，必要时用干棉签按压针孔，对埋针部位进行常规消毒。

9.协助患者取舒适体位，整理床单元。

10.做好记录并签名，清理、消毒用物。

（五）护理及注意事项

1.操作前应了解患者有无晕针史，尤其对初次接受治疗的患者，应做好详细的解释工作，消除其紧张情绪。

2.老人、儿童、孕妇、体弱者宜选取卧位。

3.操作疗程中，应观察患者施针处皮肤情况，倾听患者主诉，施针处出现红肿、破溃、瘙痒应及时通知医生，必要时暂停治疗。埋针部位持续疼痛时，应调整针的深度、方向，调整后仍疼痛应出针。

4.埋针期间局部发生感染应立即出针，并进行相应处理。

（六）常见问题

皮肤感染

（1）原因：①夏天易出汗或胶布被水打湿。②揿针穴位过多，揿针时间过长。

（2）临床表现：患者局部皮肤出现粟粒样丘疹伴有痒感或红肿热痛，甚至皮肤破溃组织液渗出等。

（3）预防及处理：①夏天出汗，埋针穴位不宜过多，时间不宜过长，以防胶布潮湿或皮肤感染。②埋针部位皮肤患者切勿自行揉搓、搔抓，以免造成皮肤破溃引起感染。③若发生皮肤感染，遵医嘱对症处理。

操作流程

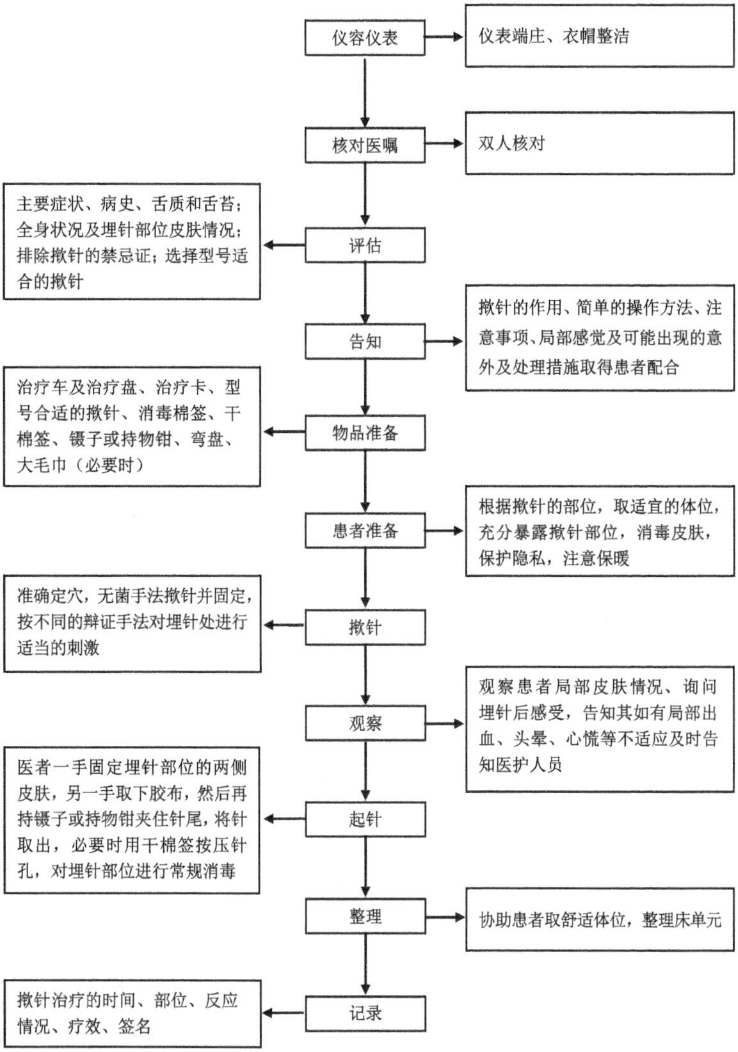
仪容仪表
仪表端庄、衣帽整洁
核对医嘱
双人核对
评估
主要症状、病史、舌质和舌苔；全身状况及埋针部位皮肤情况；排除揿针的禁忌证；选择型号适合的揿针
告知
揿针的作用、简单的操作方法、注意事项、局部感觉及可能出现的意外及处理措施取得患者配合
物品准备
治疗车及治疗盘、治疗卡、型号合适的揿针、消毒棉签、干棉签、镊子或持物钳、弯盘、大毛巾（必要时）
患者准备
根据揿针的部位，取适宜的体位，充分暴露揿针部位，消毒皮肤，保护隐私，注意保暖
揿针
准确定穴，无菌手法揿针并固定，按不同的辩证手法对埋针处进行适当的刺激
观察
观察患者局部皮肤情况、询问埋针后感受，告知其如有局部出血、头晕、心慌等不适应及时告知医护人员
起针
医者一手固定埋针部位的两侧皮肤，另一手取下胶布，然后再持镊子或持物钳夹住针尾，将针取出，必要时用干棉签按压针孔，对埋针部位进行常规消毒
整理
协助患者取舒适体位，整理床单元
记录
揿针治疗的时间、部位、反应情况、疗效、签名

操作考核评分标准

项目		分值	技术操作要求	评分等级				评分说明
				A	B	C	D	
仪表		2	仪表端庄、戴表	2	1	0	0	一项未完成扣1分
核对		2	核对医嘱	2	1	0	0	未核对扣2分；内容不全面扣1分
评估		5	主要症状、病史、舌质和舌苔；全身状况	4	3	2	1	一项未完成扣1分
			揿针部位皮肤情况；排除揿针的禁忌证；选择型号适合的揿针	1	0	0	0	一项未完成扣1分
告知		4	解释作用、简单的操作方法、揿针时间，取得患者配合	4	3	2	1	一项未完成扣1分
用物准备		6	洗手，戴口罩	2	1	0	0	未洗手扣1分；未戴口罩扣1分
			备齐并检查用物	4	3	2	1	少备一项扣1分；未检查一项扣1分，最高扣4分
环境与患者准备		10	病室整洁、光线明亮	2	1	0	0	未进行环境准备扣2分；环境准备不全扣1分
			根据揿针部位，协助患者取舒适体位	2	1	0	0	未进行体位摆放扣2分；体位不舒适扣1分
			充分暴露揿针部位，保护隐私，注意保暖	6	4	2	0	未充分暴露治疗部位扣2分；未保暖扣2分；未保护隐私扣2分
操作过程	揿针	41	核对医嘱	2	1	0	0	未核对扣2分；内容不全面扣1分
			清洁消毒局部皮肤穴位，观察局部皮肤情况	4	3	2	0	未清洁扣1分；消毒不彻底扣2分；未观察扣2分

续 表

项目		分值	技术操作要求	评分等级				评分说明
				A	B	C	D	
操作过程	揿针	41	准确定穴，再次消毒穴位皮肤。按不同的辨证手法对埋针处进行适当的刺激	12	8	4	0	定位不准确扣6分
			无菌手法埋针并固定	10	6	4	0	手法不准确扣6分；固定不牢固扣4分
			按不同的辩证手法对埋针处进行适当的刺激	4	2	0	0	手法不正确扣2分；
			询问患者有无不适	1	0	0	0	未询问扣1分
			告知注意事项	2	1	0	0	未告知扣2分；告知不全面扣1分
			协助患者取舒适体位，整理床单元	4	2	0	0	未安置体位扣2分；未整理床单元扣2分
			洗手，再次核对	2	1	0	0	未洗手扣1分；未核对扣1分
	起针	8	医者一手固定埋针部位的两侧皮肤，另一手取下胶布，然后再持镊子或持物钳夹住针尾，将针取出，必要时用干棉签按压针孔，对埋针部位常规消毒	6	3	0	0	手法不正确扣4分；未按压针孔扣2分；未消毒扣2分
			洗手，再次核对	2	1	0	0	未洗手扣1分；未核对扣1分
操作后处置		6	用物按《医疗机构消毒技术规范》处理	2	1	0	0	处置方法不正确扣1分/项，最高扣2分
			洗手	2	0	0	0	未洗手扣2分
			记录	2	1	0	0	未记录扣2分；记录不完全扣1分

续　表

项目	分值	技术操作要求	评分等级				评分说明
			A	B	C	D	
评价	6	流程合理、技术熟练、局部皮肤无损伤、询问患者感受	6	4	2	0	一项不合格扣2分，最高扣6分
理论提问	10	揿针疗法的使用范围	5	3	0	0	回答不全面扣2分／题；未答出扣5分／题
		揿针疗法的注意事项	5	3	0	0	
得　分							

第二节　穴位注射

概　念

穴位注射又称水针，是以中医基础理论为指导，将小剂量药液等注入相关腧穴或特定部位内，通过药物在穴位的吸收过程中产生对穴位的刺激，利用药物和穴位的双重作用，达到治疗疾病目的的一种操作方法。

作　用

1.疏通经络，祛风止痛。

2.滋阴润燥，调理阴阳。

3.扶正祛邪，调整脏腑功能。

适应证

适用范围广泛，凡是针灸的适应证大部分都可用本法治疗。如痹症、腰腿痛、扭挫伤、中风、面瘫、三叉神经痛、坐骨神经痛、肋间神经痛、头痛、感冒、胃脘痛、腹泻、咳嗽、喘症、心悸、乳痈、肠痈、淋病、风疹、咽喉肿痛、目赤肿痛、痛经、月经不调、小儿麻痹后遗症等。

禁忌证

1.一般关节腔处禁注，以免引起关节红肿热痛等反应。

2.局部皮肤感染、破损、瘢痕处禁注。

3.出血性疾病、重度水肿、药物过敏者禁注。

4.妊娠期妇女的下腹部、腰骶部及合谷、三阴交等穴禁注。

5.过饥、过饱、疲乏无力及高度紧张时慎用。

操作要点

（一）评　估

1.病室环境及温湿度。

2.当前临床表现及主要症状、既往史、药物过敏史，患者体质、是否妊娠。

3.穴位注射部位的皮肤情况。

4.患者当前的心理状况及对疾病的认知程度，对疼痛的耐受程度。

（二）物品准备

治疗盘、药物、一次性注射器、无菌棉签、皮肤消毒剂、砂轮、污物碗、利器盒。

（三）告　知

1.告知患者注射部位出现疼痛、酸胀的感觉，为正常现象，不必紧张。

2.告知患者注射用的药物名称、简单的药理作用、注射方法及注意事项。

（四）操作步骤

1.核对医嘱，评估患者，做好解释，注意保暖。嘱患者排空二便。

2.备齐用物，携至床旁。根据医嘱，选择合适的注射器和针头，配制药液。

3.遵医嘱取穴，通过询问患者感受确定穴位的准确位置，协助患者取舒适的体位，充分暴露注射部位皮肤，保护隐私。

4.常规消毒皮肤。

5.再次核对医嘱，排气。

6.一手拇指食指固定和绷紧穴位周围皮肤，另一手持注射器，对准穴位快速刺入皮下，然后用针刺手法将针身推至一定深度，上下提插至患者有酸胀等“得气”感应后，回抽无回血，即可将药物缓慢推入。

7.注射过程中，询问患者感受，观察局部皮肤情况，如有不适，立即停止治疗，对症处理。

8.注射完毕拔针，用无菌棉签按压针孔至不出血为止。

9.再次核对药物，观察患者用药后症状改善情况，分离注射器与针头，将针头放入利器盒内。

10.整理床单元，协助患者着衣，安排舒适体位。

11.做好记录并签名，清理、消毒用物。

（五）护理及注意事项

1.严格执行无菌操作，三查八对制度。注意药物性能、药理作用、剂量、配伍禁忌、副作用及过敏反应，按操作规程谨慎使用。凡能引起过敏反应的药物，如青霉素、头孢霉素等，均要先做皮试，阴性者才可使用。不良反应严重的药物及刺激性强的药物应谨慎使用。

2.要熟练掌握穴位的部位，注入的深度，每穴注射的药量，一般为1～2mL，胸背部可注射0.5～1mL，腰臀部通常注射2.5mL，肌肉丰厚处甚至可达10～20mL。

3.注意针刺角度，观察有无回血。药物不可注入血管内、关节腔、脊髓腔、胸腔等，以免引起不良后果。

4.腧穴应交替轮换，一穴不宜连续使用。年老体弱及初次接受治疗者，最好取卧位。

5.注射过程中密切观察患者的面色、神志及局部皮肤情况，防止晕针、滞针、弯针等意外发生。

6.注射后保持局部清洁干燥，防止感染。

（六）常见问题

1.晕　针

（1）原因：①体质虚弱、疲乏或大病初愈、精神过度紧张。②患者饥饿或饱餐后立即进行。③病室温湿度不适宜，空气不流通。

（2）临床表现：患者面色苍白、冒冷汗，头晕目眩、心慌、恶心欲吐、四肢发冷、疲乏无力、神昏仆倒等。

（3）预防及处理：①心理预防：告知患者进针的具体方法，进针后的感觉等，做好详细的解释工作，消除顾虑。②病室温湿度适宜，保持空气新鲜。③晕针时立即停止治疗，立即通知医生配合处理，协助患者取平卧位并注意保暖。轻者嘱患者适当休息，随时询问患者有无不适症状；重者协助医生对症处理，做好急救准备。

2.药物过敏

（1）原因：患者为易敏体质；西药或中药存在一定的刺激性、过敏性等。

（2）临床表现：患者出现皮肤瘙痒、荨麻疹、皮丘疹，甚至局部肿胀，呼吸困难、胃肠道不适、全身无力等全身症状。

（3）预防及处理：①仔细询问患者的过敏史。②随时询问患者的自觉症状，观察患者局部出现头晕、颜面苍白、胸闷气急或皮肤情况，如皮肤瘙痒、荨麻疹等过敏现象，应立即停止治疗。通知医生给予相应的处理。必要时给予抗过敏药物内服或外用。

3.出血或血肿

（1）原因：①操作不当，误入血管内。②拔针速度过快，未对注射部位按压。

（2）临床表现：患者针刺部位出针后，局部肿胀疼痛，继则皮肤呈现青紫色。

（3）预防及处理：①注射时避开血管丰富部位，避免药物注入血管内。②注射完毕，根据不同的针刺深度选择不同的出针方式。③出血或血肿较明显者，应先做冷敷以防继续出血，再行热敷，促进局部血肿消散。

操作流程

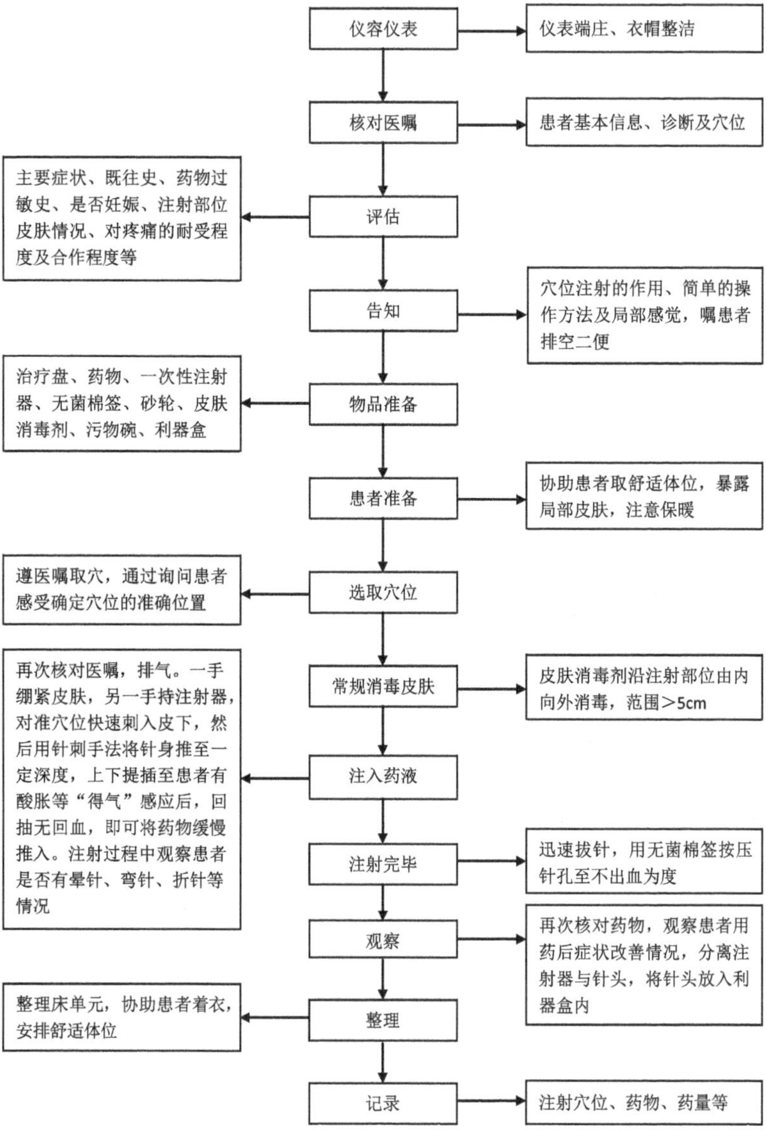
仪容仪表
仪表端庄、衣帽整洁
核对医嘱
患者基本信息、诊断及穴位
评估
主要症状、既往史、药物过敏史、是否妊娠、注射部位皮肤情况、对疼痛的耐受程度及合作程度等
告知
穴位注射的作用、简单的操作方法及局部感觉，嘱患者排空二便
物品准备
治疗盘、药物、一次性注射器、无菌棉签、砂轮、皮肤消毒剂、污物碗、利器盒
患者准备
协助患者取舒适体位，暴露局部皮肤，注意保暖
选取穴位
遵医嘱取穴，通过询问患者感受确定穴位的准确位置
常规消毒皮肤
皮肤消毒剂沿注射部位由内向外消毒，范围>5cm
注入药液
再次核对医嘱，排气。一手绷紧皮肤，另一手持注射器，对准穴位快速刺入皮下，然后用针刺手法将针身推至一定深度，上下提插至患者有酸胀等“得气”感应后，回抽无回血，即可将药物缓慢推入。注射过程中观察患者是否有晕针、弯针、折针等情况
注射完毕
迅速拔针，用无菌棉签按压针孔至不出血为度
观察
再次核对药物，观察患者用药后症状改善情况，分离注射器与针头，将针头放入利器盒内
整理
整理床单元，协助患者着衣，安排舒适体位
记录
注射穴位、药物、药量等

操作考核评分标准

项目	分值	技术操作要求	评分等级				评分说明
			A	B	C	D	
仪表	2	仪表端庄、戴表	2	1	0	0	一项未完成扣1分
核对	2	核对医嘱	2	1	0	0	未核对扣2分；内容不全面扣1分
评估	7	临床症状、既往史、药物过敏史、是否妊娠	4	3	2	1	一项未完成扣1分
		注射部位皮肤情况、对疼痛的耐受程度及患者合作程度	3	2	1	0	一项未完成扣1分
告知	4	解释作用、简单的操作方法、局部感受取得患者配合	4	3	2	1	一项未完成扣1分
用物准备	9	洗手，戴口罩	2	1	0	0	未洗手扣1分；未戴口罩扣1分
		核对医嘱，配置药液	3	2	1	0	未核对扣2分；内容不全扣1分；配药不规范扣1分
		备齐并检查用物	4	3	2	1	少备一项扣1分；未检查一项扣1分，最高扣4分
环境与患者准备	5	病室整洁、光线明亮	2	1	0	0	未进行环境准备扣2分；环境准备不全扣1分
		协助患者取舒适体位，暴露操作部位，注意保暖	3	2	1	0	未进行体位摆放扣2分；体位不舒适扣1分；暴露不充分扣1分；未保暖扣1分，最高扣3分
操作过程	49	核对医嘱	2	1	0	0	未核对扣2分；内容不全面扣1分
		确定穴位，询问患者感受	4	3	2	1	动作不规范扣1分；穴位不准确扣2分；未询问患者感受扣1分

续 表

项目	分值	技术操作要求	评分等级				评分说明
			A	B	C	D	
操作过程	49	消毒方法正确：以所取穴中心由内向外消毒，范围＞5cm	4	2	0	0	消毒方法不正确扣2分；消毒范围不规范扣2分
		再次核对医嘱，排气	4	3	2	1	未核对扣2分；内容不全面扣1分；未排气扣2分；排气不规范扣1分
		注射手法正确	8	6	4	2	未绷紧皮肤扣2分；未对准穴位扣4分；注射方法不正确扣2分
		将针身推至一定深度，询问患者感受	6	4	2	0	手法不规范扣4分；未询问患者感受扣2分
		确认无回血后，缓慢注入药液	6	4	2	0	未抽回血扣4分；注入药液速度不规范扣2分
		注射过程应观察是否有晕针、弯针、折针等异常情况	4	2	0	0	未观察扣4分；观察不全面扣2分
		拔针后用无菌棉签按压针孔片刻	2	0	0	0	未按要求按压扣2分
		观察注射部位皮肤，询问患者是否有不适	2	1	0	0	未观察皮肤扣1分；未询问患者扣1分
		告知患者注射部位24小时内避免着水	2	0	0	0	未告知扣2分
		协助患者着衣、取舒适体位、整理床单元	3	2	1	0	未协助着衣扣1分；体位不舒适扣1分；未整理床单元扣1分
		洗手，再次核对	2	1	0	0	未洗手扣1分；未核对扣1分
操作后处置	6	用物按《医疗机构消毒技术规范》处理	2	1	0	0	处置方法不正确扣1分/项，最高扣2分
		洗手	2	0	0	0	未洗手扣2分
		记录	2	1	0	0	未记录扣2分；记录不完全扣1分

续　表

项目	分值	技术操作要求	评分等级				评分说明
			A	B	C	D	
评价	6	无菌观念、流程合理、技术熟练、询问患者感受	6	4	2	0	一项不合格扣2分，最高扣6分
理论提问	10	穴位注射的适应证、禁忌证	5	3	0	0	回答不全面扣2分/题；未答出扣5分/题
		穴位注射的注意事项	5	3	0	0	
得　分							

参考文献

[1] 孙秋华.中医护理学[M].北京：人民卫生出版社，2012.

[2] 闵俊英.中医护理规范化培训及中医护理技术临床应用的现状与分析[J].中国中医药现代远程教育，2015，13（14）：162–163.

[3] 张晓英.实用中医护理技术教程[M].太原：山西科学技术出版社，2018.

[4] 常小荣，严洁，王超，等.灸法的历史沿革及前景展望[J].中华中医药学刊，2008，26（7）：1433–1435.

[5] 王仙，姜云，胡月，等.艾条灸法联合心理干预治疗妊娠剧吐的效果观察[J].护理与康复，2015，14（3）：279–281.

[6] 谢曜联，汪悦.艾条灸法治疗类风湿关节炎初探[J].陕西中医，2014，（8）：1054–1055.

[7] 杨金生，王莹莹，赵美丽，等."痧"的基本概念与刮痧的历史沿革[J].中国中医基础医学杂志，2007，13（2）：104–106.

[8] 邱灵慧，王铁山，刘碧原，等.刮痧力度及时间间隔对刮痧效果的影响[J].世界中医药，2019，14（5）：1139–1143.

[9] 杨金生.中医刮痧师（第二版）[M].北京：中国中医药出版社，2011.

[10] 王丽春.耳穴治疗学[M].北京：科学技术文献出版社，2005.

[12] 王正.图解耳穴诊治与美容[M].北京：中国医药科技出版社，2015.

[13] 国家中医药管理局医政司.护理人员中医技术使用手册[M].北京：中国中医药出版社，2016.

[14] 杨润.“六步推拿法”治疗失眠症的机理探讨[J].世界中西医结合杂志，2017，12（8）：1164-1167.

[15] 原巧玲，乔永平，刘硕君.中药涂擦联合冷敷疗法治疗骨伤早期肿胀的疗效观察[J].中国实用医药，2017，12（1）：109-111.

[16] 吴谐，俞红，沈灿.改良中药热奄包在风寒湿痹型膝骨关节炎患者中的应用体会[J].中西医结合护理（中英文），2015，1（4）：19-20.

[17] 杜静.穴位贴敷联合穴位按摩治疗膝骨性关节炎的疗效观察[D].广州：南方医科大学，2013.

[18] 戴贺.穴位按摩联合穴位敷贴治疗膝骨性关节炎疗效观察[J].亚太传统医药，2015，11（11）：96-97.

[19] 高仁绩，杨第芳，马秀娟，等.中药灌肠联合艾灸治疗盆腔瘀血综合征的临床疗效观察[J].重庆医学，2017，46（23）：3283-3286.

[20] 刘冀东.皮内针治疗不寐30例临床观察[J].实用中医内科杂志，2006，20（6）：677.

[21] 徐立，王卫.次髎穴埋针为主治疗原发性痛经45例[J].四川中医，2003，21（4）：79.

[22] 郑春雷，胡银柱.针灸配合耳穴埋针治疗不稳定型心绞痛97例[J].中国针灸，2001，21（12）：742.